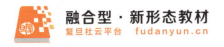 健康养老专业系列教材

正常人体结构与功能

主　编　崔颜宏　邱爱珠
副主编　周　瑶　张　磊

复旦大学出版社

本书编委（按姓氏笔画排列）

丁　玲（湖南中医药高等专科学校）
王振盟（江西师范高等专科学校）
邓程远（湖南中医药高等专科学校）
卢华杰（洛阳职业技术学院）
乔　艳（长治幼儿师范高等专科学校）
苏艳英（大理护理职业学院）
杨俊娜（洛阳职业技术学院）
邱爱珠（湖南中医药高等专科学校）
张　磊（乐山职业技术学院）
张安媚（乐山职业技术学院）
张明晓（洛阳职业技术学院）
张雅玮（安徽城市管理职业学院）
周　瑶（长沙民政职业技术学院）
崔颜宏（洛阳职业技术学院）
曾斯琴（湖南中医药高等专科学校）

健康养老专业系列教材编委会

学术顾问 吴玉韶（复旦大学）
编委会主任 李　斌（长沙民政职业技术学院）

编　　委
唐四元（中南大学湘雅护理学院）
张永彬（复旦大学出版社）
黄岩松（长沙民政职业技术学院）
范　军（上海开放大学）
田奇恒（重庆城市管理职业学院）
杨爱萍（江苏经贸职业技术学院）
朱晓卓（宁波卫生职业技术学院）
罗清平（长沙民政职业技术学院）
王　婷（北京劳动保障职业学院）
高　华（广州卫生职业技术学院）
张国芝（北京青年政治学院）
陶　娟（安徽城市管理职业学院）
李海芸（徐州幼儿师范高等专科学校）
王　芳（咸宁职业技术学院）
罗　欣（湖北幼儿师范高等专科学校）
刘书莲（洛阳职业技术学院）
张伟伟（聊城职业技术学院）
朱建宝（复旦大学出版社）

石晓燕（江苏省社会福利协会）
郭明磊（泰康医疗管理有限公司）
邱美玲（上海九如城企业（集团）有限公司）
丁　勇（上海爱照护医疗科技有限公司）
关延斌（杭州暖心窝科技发展有限公司）
刘长松（上海福爱驿站养老服务集团有限公司）
李传福（上海瑞福养老服务中心）
谭美花（湖南康乃馨养老产业投资置业有限公司）
马德林（保利嘉善银福苑颐养中心）
曾理想（湖南普亲养老机构运营管理有限公司）

编委会秘书 张彦珺（复旦大学出版社）

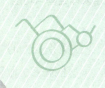

目录
Contents

前言	001
项目一　基础认知	001
任务一　正常人体结构与功能的定义与地位	001
任务二　人体的组成、分部与系统划分	002
任务三　常用的解剖学术语	002
任务四　人体生理功能的调节方式	003
项目二　细胞与基本组织	006
任务一　细胞的基本结构	006
任务二　基本组织	010
项目三　运动系统	022
任务一　骨与骨连结	023
任务二　骨骼肌	034
项目四　感觉器官	040
任务一　眼	041
任务二　耳	046
任务三　皮肤	050
项目五　脉管系统	052
任务一　心血管系统概述	053

　　　　任务二　心 ··· 054
　　　　任务三　血管 ··· 059
　　　　任务四　淋巴系统 ·· 063

项目六　内脏学总论及消化系统 ··· 068
　　　　任务一　内脏学概述 ·· 069
　　　　任务二　消化管 ··· 071
　　　　任务三　消化腺 ··· 082
　　　　任务四　消化系统的功能 ·· 086

项目七　呼吸系统 ·· 089
　　　　任务一　呼吸道 ··· 090
　　　　任务二　肺及其辅助结构 ·· 093

项目八　泌尿系统 ·· 097
　　　　任务一　肾 ··· 098
　　　　任务二　输尿管 ··· 105
　　　　任务三　膀胱与尿道 ··· 106

项目九　生殖系统 ·· 109
　　　　任务一　男性生殖 ··· 110
　　　　任务二　女性生殖 ··· 114

项目十　神经系统 ·· 117
　　　　任务一　中枢神经系统 ··· 118
　　　　任务二　周围神经系统 ··· 125

项目十一　内分泌系统 ·· 133
　　　　任务一　甲状腺 ··· 134
　　　　任务二　肾上腺 ··· 137
　　　　任务三　垂体 ··· 138

项目十二　能量代谢与体温 ·· 141
　　　　任务一　能量代谢 ··· 141

任务二　体温及其调节 …………………………………………………………………… 143

项目十三　衰老与长寿 …………………………………………………………………… 147
　　任务一　衰老进程 ………………………………………………………………………… 147
　　任务二　健康养老 ………………………………………………………………………… 150

主要参考文献 ………………………………………………………………………………… 153

前 言
Preface

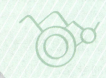

民政部、人力资源社会保障部于2025年3月颁发的《关于加强新时代民政高技能人才队伍建设的意见》中强调,围绕着力推进实施积极应对人口老龄化国家战略……打造一支爱党报国、敬业奉献、技艺精湛、素质优良、数量充足、结构合理的民政高技能人才队伍。对高技能养老服务人才而言,应首先理解正常人体的基本结构、生理功能及生长规律,为后续的"老年人生活与基础照护实务""老年健康照护""老年人能力评估实务"等专业课程的学习打下扎实基础,也为走上工作岗位后满足老年人高质量照护服务需求奠定基础。

基于上述出发点,我们编写了健康养老专业基础课教材《正常人体结构与功能》,供智慧健康养老服务与管理、老年保健与管理、护理学(老年护理)等专业使用。本教材旨在提供系统、实用、易懂的人体结构与功能基础知识,涵盖人体解剖学、组织胚胎学、生理学等领域。特色主要体现在以下几个方面。

1. 遵循职业教育教学理念

本教材遵循职业教育中以项目为导向、以任务为驱动的教学理念,包含细胞与基本组织、人体九大系统结构与功能、能量代谢与体温、衰老与长寿等12个项目,每个项目设有2~4个任务,每个任务分为"任务目标""核心概念""案例导入""学习内容""知识拓展""巩固提高"等环节,以激发学生兴趣、驱动探究、促进学生主动学习,实现基础知识与专业知识的融合,体现教学与岗位需求的对接。同时,教材整体内容考虑职业教育学生的认知规律,难度适中、表述简洁、易于理解,也深度融入思政元素,注重培养职业伦理、责任感和人文素养,强化"爱老敬老"职业精神,保障学生全面发展。

2. 紧贴健康养老职业需求

除了阐述正常人体结构与功能的基本知识,本教材注重阐述人体结构与功能的老化规律,强调基础知识与养老照护能力的结合。通过问题导向(PBL)和实际案例导向(CBL)等多元化学习模式,将理论知识与专业实践紧密结合,增强教学针对性和实用性,提升学生未来的岗位胜任力。

3. 数字化教学资源丰富

本教材构建"纸质教材+扫码资源+在线课程"三维学习资源体系,利用数字化手段,促进学生自主学习与知识巩固,推动教学模式创新。另外,教材还包含200余幅3D数字人体彩图,旨在增强学生对人体复杂结构的直观理解,提高学生兴趣与教学效果。教学课件、拓展链接、3D数字人体彩图等资源,可至复旦社云平台(www.fudanyun.cn),搜索书名下载。

本教材是团队协作、集体智慧的结晶。参与本教材编写的老师来自洛阳职业技术学院、长沙民政职业技术学院、湖南中医药高等专科学校、乐山职业技术学院、安徽城市管理职业学院、大理护理职业学院、长治幼儿师范高等专科学校、江西师范高等专科学校等高校。所有老师均为健康养老领域具有丰富教学经验的专家,他们在该领域有着深厚的理论基础和实践经验,这为教材的编写提供了有力的保障。编写过程中,团队充分发挥协作精神,共同研讨、分工合作,确保教材内容的准确性、科学性和实用性。复旦大学出版社朱建宝副编审和袁书琪编辑亦提出了很多建设性的修改意见,确保教材质量。在此一并致以由衷的感谢。

尽管教材几经修改,但鉴于时间紧迫和编写水平限制,留有不足在所难免,恳请专家、同行及使用本教材的师生提出宝贵意见,以便进一步完善。

最后,我们衷心希望本教材能够为健康养老专业学生的学习和发展提供有力的支持,为我国健康养老事业贡献一份力量。

谨以此书献给所有从事健康养老事业的师生们!

编 者
2025 年 4 月

项目一 基础认知

项目导读

恩格斯说过,"没有解剖学就没有医学",解剖学是医学的基石。它为我们揭开人体的神奇和奥妙,让人体结构与绘画交相辉映,展现科学与人体艺术的和谐大美,让我们期待人体结构之美和功能之妙。

任务目标

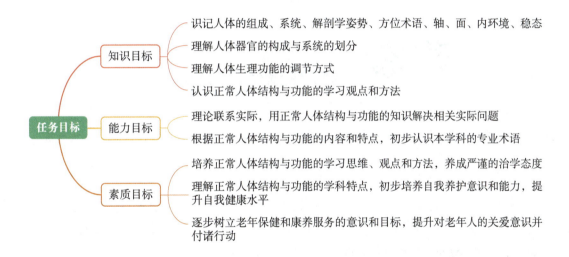

知识目标：
- 识记人体的组成、系统、解剖学姿势、方位术语、轴、面、内环境、稳态
- 理解人体器官的构成与系统的划分
- 理解人体生理功能的调节方式
- 认识正常人体结构与功能的学习观点和方法

能力目标：
- 理论联系实际，用正常人体结构与功能的知识解决相关实际问题
- 根据正常人体结构与功能的内容和特点，初步认识本学科的专业术语

素质目标：
- 培养正常人体结构与功能的学习思维、观点和方法，养成严谨的治学态度
- 理解正常人体结构与功能的学科特点，初步培养自我养护意识和能力，提升自我健康水平
- 逐步树立老年保健和康养服务的意识和目标，提升对老年人的关爱意识并付诸行动

核心概念

解剖学姿势　轴　面　方位术语　内环境　稳态

任务一　正常人体结构与功能的定义与地位

正常人体结构与功能是研究正常人体形态、结构和功能的一门科学,包括传统的人体解剖学、组织学、胚胎学和生理学。前三者主要研究正常人体的形态结构、发生发展及其生理功能,后者则研究生命活动现象与功能活动规律。

正常人体结构与功能是康养专业一门重要的基础课程,它为专业课程的学习提供了正常人体形态结构和发生发展规律的基础知识,以便更好地理解人体的生理现象和病理变化,判断器官与组织的正常与异常,从而为从事老年照护工作做好准备。

任务二 人体的组成、分部与系统划分

人体结构和功能的基本单位是细胞,其数量众多、形态多样,每种细胞有各自的结构特点、代谢特点和功能活动规律。形态相似、功能相近或相同的细胞与其产生的细胞外基质结合在一起,构成组织。人体的组织有 4 大类,即上皮组织、结缔组织、肌组织和神经组织。几种组织构成具有一定形态、能完成特定功能的器官,结构与功能相关的器官则构成系统。人体有 9 大系统,包括运动系统、消化系统、呼吸系统、泌尿系统、生殖系统、脉管系统、感觉器官、神经系统和内分泌系统。消化系统、呼吸系统、泌尿系统和生殖系统的大部分器官位于体腔内,与外界直接或间接相通,统称为内脏。各系统在神经、体液的调节下,相互联络、协调与影响。

人体按形态分为 4 部:头部、颈部、躯干部和四肢。头部包括前部的面和后部的颅。躯干的前面分为胸、腹、盆(前部)、会阴(前区);后面分为上部的背和下部的腰。盆部和会阴也可单独列为躯干的下端区域。四肢分上肢和下肢,上肢包括肩、臂、前臂和手;下肢包括臀、股、膝、小腿和足。

任务三 常用的解剖学术语

为描述人体器官的形态结构和位置关系,国际上统一规定了解剖学姿势、方位术语、轴和面。

一、解剖学姿势

解剖学姿势是为描述人体各器官结构及位置关系而规定的一种姿势,要求身体直立,两眼平视前方,上肢下垂于躯干两侧,掌心向前,下肢并拢,足尖向前(图 1-1)。在描述人体及其各部的形态结构和位置关系时,不论标本或模型处于何种方位,都应以解剖学姿势描述。

二、方位术语

方位术语以解剖学姿势为准,用以描述人体器官或结构的位置关系。

1. 上和下 用于描述器官或结构距颅顶或足底的位置。近颅顶为上,近足底为下。描述人脑时,也常用颅侧和尾侧,与上和下的意义相同。

2. 前和后 描述器官距离腹壁和背面的相对远近关系。近腹者为前,也称腹侧;近背者为后,也称背侧。

3. 内侧和外侧 用于描述人体各局部或器官的位置。近正中矢状面者为内侧,反之为外侧。

4. 内和外 表示构成器官的某一结构与器官空腔的位置关系。在腔内或距腔较近者为内,反之为外。

5. 浅和深 描述器官或某一结构与皮肤或体表的位置关系。近皮肤或体表者为浅,反之为深。

6. 近侧和远侧 多用于描述四肢各部的位置关系。距肢体附着部较近者为近侧,反之为远侧。

三、轴

轴是通过人体某部分或某结构的假想线。解剖学姿势下,人体有 3 种轴(图 1-2)。

1. **矢状轴** 呈前后方向，是通过人体的，与人体长轴和冠状轴互相垂直的水平线。
2. **冠状轴** 呈左右方向，是通过人体的，与人体长轴和矢状轴互相垂直的水平线。
3. **垂直轴** 是通过人体的，与人体长轴平行，与水平线垂直的线。

四、面

人体或其某一局部，在解剖学姿势下可切出3个互相垂直的切面（图1-2）。

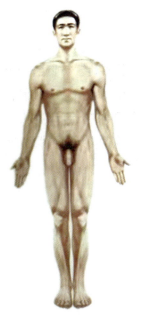

图1-1 解剖学姿势

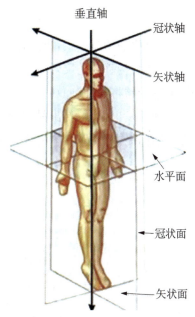

图1-2 人体的轴和面

1. **矢状面** 在前后方向上，垂直纵切人体为左、右2个部分的面。通过人体正中线的矢状面为正中矢状面或正中面，将人体分成左右对称的两半。
2. **冠状面** 又称额状面，是在左右方向上垂直将人体纵切为前、后2个部分的面，与矢状面互相垂直。
3. **水平面** 又称横切面，是将人体分为上、下2个部分，与矢状面和冠状面互相垂直的面。

在描述器官的切面时，一般以器官本身的长轴为依据，凡与器官长轴平行的切面称纵切面，与其长轴垂直的切面称横切面。

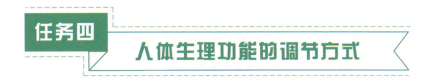

任务四 人体生理功能的调节方式

一、内环境与稳态

人体内的液体统称为体液，约占体重的60%，分为细胞内液和细胞外液，前者位于细胞内，占体液的2/3，体重的40%；后者在细胞外，约占体液的1/3，占体重的20%，包括血浆、组织液、淋巴液、脑脊液、房水等。细胞外液是细胞直接生存的环境，称内环境，是细胞进行物质交换的场所。

机体内环境中的各种理化因素保持相对稳定的状态，称稳态。内环境稳态是机体生命活动正常进行的必要条件。内环境的变化幅度和程度超过机体自身调节与保持稳态的能力时,会严重影响机体正常生理功能,甚至危及生命。

二、人体的调节方式

当机体内、外环境发生变化时,各系统、器官和组织的功能及相互关系将随之发生变化,以维持内环境的稳态,机体各器官功能对内、外环境变化做出的适应性反应即为调节。调节方式主要有神经调节、体液调节和自身调节3种。

1. 神经调节

神经调节是人体最重要的调节方式,指的是神经系统直接参与下的生理功能调节过程。神经调节的基本方式是反射。反射的结构基础是反射弧。反射弧的结构包括感受器、传入神经、中枢、传出神经和效应器5个部分。其中,感受器将各种刺激的能量转化成电信号(神经冲动),沿传入神经传至中枢,中枢对传入信号进行分析、处理并发出指令,传出神经将中枢的反应信息传到效应器,产生相应的生理反应(图1-3)。反射弧中任一结构受损,反射活动将无法进行。神经调节具有反应迅速、调节准确、作用时间短暂的特点。

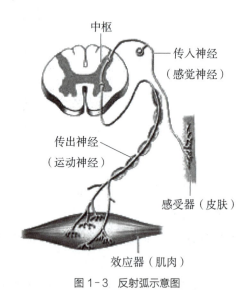

图1-3 反射弧示意图

反射分为非条件反射和条件反射,非条件反射是先天具有的,作用在于维持生命的基本反射活动,其反射弧和反射都是固定的。条件反射为后天习得,是个体在适应环境过程中逐渐建立起来的反射活动(表1-1)。

表1-1 非条件反射和条件反射的特点比较

项目	非条件反射	条件反射
形成	与生俱来	后天获得
常见例子	吸吮反射、角膜反射	望梅止渴、谈虎色变
反射弧特点	固定	易变
反射中枢部位	大脑皮质下的中枢	大脑皮质
意义	数量有限、适应性弱	数量无限、适应性强

2. 体液调节

体液调节指机体组织或细胞所分泌的化学物质通过体液途径,对机体功能进行调节的过程。例如,胰岛 B 细胞分泌的胰岛素,经血液循环运输到全身各处,促进组织细胞对葡萄糖的摄取和利用,以维持机体血糖浓度的相对恒定。体液调节具有反应较缓慢、作用持续时间较长、作用范围较广泛的特点。

3. 自身调节

自身调节是指组织、细胞在不依赖于神经或体液因素调节的情况下,自身对周围环境变化产生适应性反应的过程。自身调节具有影响范围小、调节幅度小、灵敏度低的特点。

巩固提高

问题 1:人体的组成和系统划分情况如何?
_____
_____

安德烈·维萨里

问题 2:什么是解剖学姿势?
_____
_____

问题 3:什么是稳态?稳态的维持依赖哪些调节方式?
_____
_____

致敬大体老师

项目二
细胞与基本组织

📖 项目导读

当我们呱呱坠地到如今,经历了许多,在人生道路上一直陪伴着我们一起成长的便是我们的身躯。这么多年来的"朝夕相处",我们会想:自己的身体当然自己最清楚。

其实不然,对于人体内部构造的绝妙玄机,我们有很多还一无所知。从最小的细胞到最大的器官,再到整个身体的运作系统,人体展现出了卓越的复杂性和协调性。对人体的研究不仅有助于我们更好地了解生命的本质,也为医学的发展提供了源源不断的灵感和动力。

📚 任务目标

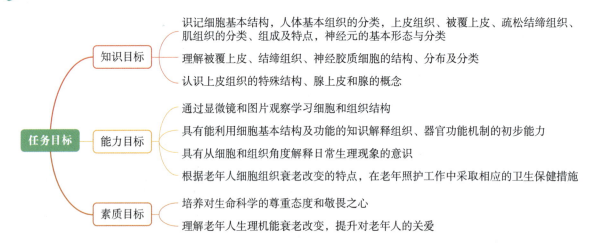

📘 核心概念

细胞　细胞连接　上皮组织　结缔组织　肌组织　神经组织

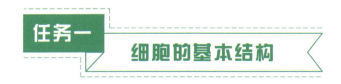

任务一　细胞的基本结构

🧹 案例导入

患者李先生,65岁,因长期饮食不规律及烟酒嗜好,近1年来逐渐出现消瘦、乏力及双下肢水肿的症状。近日,患者突然倒地不起,经初步检查,怀疑为严重的脏器功能损伤。尸检发现,患者体形消瘦,双下肢显著水肿,胸腹腔内有大量草黄色清亮积液,心脏呈萎缩状态,肝脏体积略增大,色泽偏黄,质地柔软,切面有油腻感。进一步显微镜检查显示,肝细胞内存在大小不一的圆形空泡,且冰冻切片苏丹Ⅲ染色呈橘红色,证实为肝脂肪变性。

思考1:请总结患者肝细胞的形态结构特点如何？哪些不良生活习惯是导致肝脂肪变性的潜在因素？

思考2:正常细胞的基本形态结构如何？细胞的结构、功能变化与组织、器官功能异常存在何种联系？

学习内容

细胞是人体的基本结构和生理功能的基本单位。组成人体的细胞形态各异、大小不一(图2-1)。在光学显微镜下,人体细胞由细胞膜、细胞质和细胞核3个部分构成。

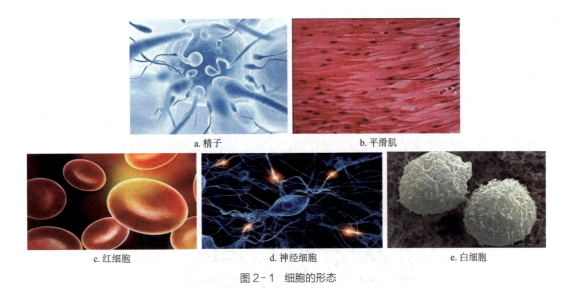

a. 精子　　b. 平滑肌　　c. 红细胞　　d. 神经细胞　　e. 白细胞

图2-1　细胞的形态

一、细胞膜

细胞膜是一种具有特殊结构和功能的半透性膜,它允许某些物质或离子有选择地通过,但又能严格地限制其他一些物质的进出,保证了细胞内物质成分的稳定。此外,细胞膜与信息传递、能量转移、兴奋传导、免疫功能等也有密切关系。

细胞膜主要由脂质、蛋白质和糖类等物质组成,其中以蛋白质和脂质为主,糖类只占少量。目前,对于细胞膜分子结构,得到普遍公认的是液态镶嵌模型学说。该学说认为,膜的共同结构特点是以液态的脂质双分子层为基本架构,每个磷脂分子呈"一头两尾"结构,即头部由磷酸和碱基构成亲水的极性基团,朝向膜的外表面和内表面,尾部在膜的内部两两相对排列,构成疏水的非极性基因。膜中镶嵌着具有不同生理功能的各种蛋白质分子(图2-2)。

细胞膜的基本功能及细胞的生物电现象

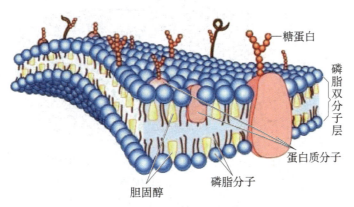

图2-2　细胞膜结构模式图

二、细胞质

细胞质是细胞膜包围的除核区外的一切半透明、胶状、颗粒状物质的总称,包括细胞基质、胞质内含物和细胞器。

1. 细胞基质

细胞基质指细胞质内呈液态、无定形的胶状物质部分,是细胞质的基本成分。

2. 胞质内含物

胞质内含物是细胞质内具有一定形态的代谢产物或储存物,如糖原、脂滴等。

3. 细胞器

细胞器是分布于细胞质内、具有一定形态、在细胞生理活动中起重要作用的结构。它包括线粒体、内质网、核糖体、高尔基复合体、溶酶体、过氧化物酶体、中心体和细胞骨架(微丝、微管、中间纤维)等。

(1) 线粒体

线粒体(mitochondrion)是一种由2层膜包被的细胞器(图2-3),是细胞中产生能量的结构和细胞进行有氧呼吸的主要场所。除了氧化营养物质产生三磷酸腺苷(ATP)为细胞提供能量外,线粒体还参与细胞分化、细胞信息传递和细胞凋亡等过程,并拥有调控细胞生长和细胞周期的能力。

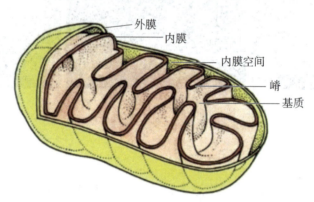

图2-3 线粒体超微结构模式图

(2) 内质网

内质网(endoplasmic reticulum)是呈囊状或管泡状的膜性结构。内质网分为2类,一类是表面有大量核糖体附着的粗面内质网;另一类是表面没有核糖体附着的光面内质网(图2-4)。粗面内质网的主要功能是运输核糖体合成的蛋白质;光面内质网主要参与解毒、类固醇激素的合成、脂类代谢、激素的灭活等。

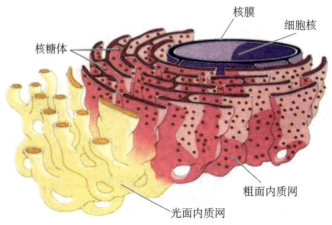

图2-4 内质网超微结构模式图

(3) 核糖体

核糖体(ribosome)也称核蛋白体,是由核糖核酸和蛋白质组成的致密颗粒,为椭圆形小体,是合成蛋白质的场所。

(4) 高尔基复合体

高尔基复合体是位于细胞核周围的囊状结构。其主要功能是将粗面内质网合成的蛋白质进行加工、分拣、运输,然后分门别类地送到细胞特定的部位或分泌到细胞外,因此,高尔基复合体有"蛋白质的加工厂"之称。

(5) 溶酶体

溶酶体是由单层膜包被的囊状结构,为细胞内的"消化器官",可分解从外界进入到细胞内的物质,也可消化细胞自身的局部细胞质或细胞器。当细胞衰老时,其溶酶体破裂,释放出水解酶,消化整个细胞而使其死亡。

(6) 过氧化物酶体

过氧化物酶体是微体的一种,含有多种与过氧化氢代谢有关的酶,可消除对细胞有害的过氧化氢。

(7) 中心体

中心体由2个相互垂直的短筒状中心粒构成,是细胞分裂的"推进器",与细胞分裂时期中纺锤体的形成和染色体的移动有关。

(8) 微丝、微管、中间纤维

微丝、微管和中间纤维是由不同的蛋白质构成的丝状结构。一方面构成细胞骨架以维持细胞形态,承受外力,保持细胞内部结构的有序性;另一方面与细胞内物质移动、运输及细胞移动有关,如白细胞的迁移、精子的游动等。

三、细胞核

细胞核是真核细胞内最大、最重要的细胞结构,是细胞遗传与代谢的调控中心,是真核细胞区别于原核细胞最显著的标志之一(极少数真核细胞无细胞核,如哺乳动物的成熟红细胞等)。它主要由核膜、染色质、核仁、核基质等组成(图2-5)。

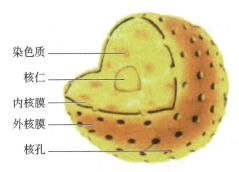

图2-5 细胞核结构模式图

1. 核膜

核膜由内、外2层单位膜构成,核膜上有核孔,其胞质面附着有核糖体。

2. 染色质

染色质(chromatin)和染色体(chromosome)是同一物质的不同生理状态。染色体和染色质都是由脱氧核糖核酸(DNA)、组蛋白、非组蛋白及少量核糖核酸(RNA)组成。人类细胞有23对染色体(22对常染色体和1对性染色体),即每个细胞共有46条染色单体。

3. 核仁

核仁呈圆球形,主要成分是RNA与蛋白质。细胞中核仁一般少于4个。核仁的主要功能是合成核糖体RNA,形成核糖体。

4. 核基质

核基质是核中除染色质与核仁以外的成分,包括核液与核骨架2个部分。核液含水、离子、酶类等无机成分;核骨架是由多种蛋白质形成的三维纤维网架,对核的结构具有支持作用。

巩固提高

问题:细胞器结构和功能的变化,会对整个细胞的代谢产生怎样的连锁反应?

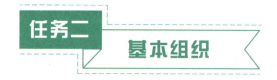

任务二 基本组织

案例导入

70岁的王奶奶独自在家做饭,想给家人做顿热乎的汤,往暖水瓶灌刚煮开的热水时,手突然一抖,滚烫的热水溅到了她右手小臂和手背上,王奶奶"啊"地惨叫一声,本能地往后退,只见被烫部位迅速泛红,还起了几个水疱,钻心的疼痛让她直冒冷汗,她强忍着疼痛,赶紧打开水龙头,把手放在水下冲,同时用左手颤抖着拨打了儿子的电话。

思考1:烫伤后患者的皮肤损伤影响了皮肤的哪些功能?老年人烫伤后的紧急处理办法有哪些?

思考2:人体的基本组织分为哪几类?皮肤属于哪一类基本组织?

学习内容

形态和功能相似的细胞及细胞间质结合在一起所形成的结构,称为组织。组织是构成器官的基本成分。根据结构、功能特点的不同,一般将人体的组织分为上皮组织、结缔组织、肌组织和神经组织,这4类组织称为基本组织。

一、上皮组织

上皮组织简称上皮,由大量排列紧密、形态较规则的细胞和少量的细胞间质组成,具有保护、吸收、分泌、排泄和感觉等功能。上皮组织按其分布和功能,可分为被覆上皮和腺上皮,被覆上皮覆盖于体表或分布在腔、囊器官的腔面,腺上皮构成腺。

1. 被覆上皮

被覆上皮的结构特点:①细胞多,间质较少;②上皮细胞具有两极性,一极称为游离面,朝向身体表面或有腔器官的腔面,另一极称为基底面,朝向深部的结缔组织;③上皮组织内大多无血管,所需的营养依赖于结缔组织中的血管透过基膜渗入上皮细胞间隙;④上皮组织中通常分布着丰富的神经末梢,可感受各种刺激;⑤再生能力强。

根据上皮细胞的排列层数和形状,又将被覆上皮分为以下几种类型。

(1) 单层扁平上皮

又称单层鳞状上皮，仅由一层扁平细胞组成。从上皮的表面看，细胞为不规则形或多边形，细胞边缘呈锯齿状或波浪状互相嵌合。从上皮的垂直切面看，细胞扁薄、胞质少，只有含核的部分略厚，核呈椭圆形，位于细胞中央（图2-6）。

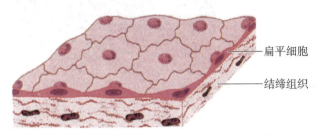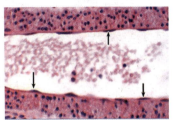

图2-6 单层扁平上皮

覆盖于心脏、胸腔、腹腔、血管和淋巴管腔面的单层扁平上皮称为内皮，表面光滑，有利于血液和淋巴液的流动。覆盖于胸膜腔、腹膜腔和心包腔面的单层扁平上皮称为间皮，能分泌少量浆液，保持器官间摩擦，也有利于血液和淋巴液的流动以及物质通过。

(2) 单层立方上皮

由一层形似立方状的上皮细胞组成。从上皮表面观察，细胞呈六角形或多角形。在垂直切面上，细胞呈立方形，核圆、居中。主要分布于甲状腺滤泡、肾小管、胆小管等处，具有分泌和吸收功能（图2-7）。

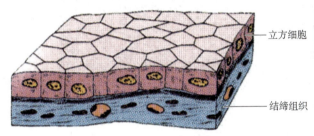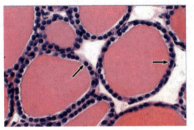

图2-7 单层立方上皮

(3) 单层柱状上皮

由一层形似柱状的上皮细胞组成。从表面观察，细胞呈六角形或多角形。在垂直切面上，细胞呈柱状。核长圆形，常位于细胞近基底部。衬贴于胃肠道、胆囊、子宫腔面的单层柱状上皮，具有分泌、吸收等功能。在肠管腔面的单层柱状细胞间夹有杯状细胞，形似高脚杯，可分泌黏液，具有润滑和保护肠黏膜的作用（图2-8）。

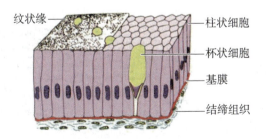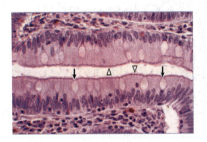

图2-8 单层柱状上皮

(4) 假复层纤毛柱状上皮

由柱状细胞、梭形细胞、锥形细胞和杯状细胞组成，其中柱状细胞最多。这种上皮的细胞高矮不等，在垂直切面上，细胞核的位置也呈现高低不同，形似复层，但每一个细胞的基部均位于基膜上，实际是单层。主要分布于呼吸道的腔面,具有保护和分泌功能(图2-9)。

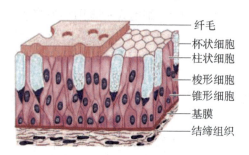
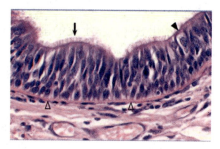

图2-9 假复层纤毛柱状上皮

(5) 复层扁平上皮

又称复层鳞状上皮,由十余层或数十层细胞组成(图2-10)。在上皮的垂直切面上,细胞形状不一。紧靠基膜的一层基底细胞为矮柱状,是具有增殖分化能力的干细胞。基底层以上是数层多边形细胞,仅靠近表面的几层细胞为扁平状。基底层细胞能不断分裂、增生,以补充表层衰老或损伤脱落的细胞。复层扁平上皮分布于口腔、食管、阴道等器官的腔面和皮肤表面,具有耐摩擦和防止异物侵入等保护作用,受损伤后,上皮有很强的修复能力。

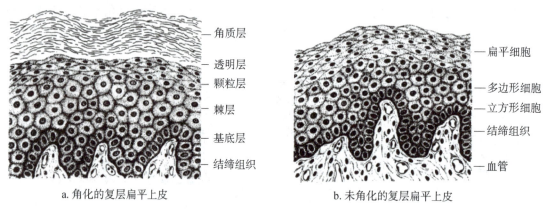

图2-10 复层扁平上皮

(6) 变移上皮

又称移行上皮,由多层细胞组成,衬贴在排尿管道的腔面。其特点是细胞的形状和层次可随器官的功能状态不同而改变(图2-11)。

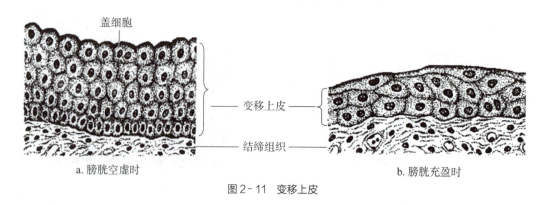

图2-11 变移上皮

2. 腺上皮和腺

腺上皮是以分泌功能为主的上皮,以腺上皮为主要结构构成的器官称腺(gland)。腺分为2类,一类称外分泌腺,如汗腺、唾液腺、胃腺、胰腺等,其分泌物经导管排到身体表面或器官的管腔内;另一类称内分泌腺,又称无管腺,如甲状腺、肾上腺等,其分泌物(称激素)进入细胞周围的血管或淋巴管,随血液或淋巴液运送到全身(图2-12)。

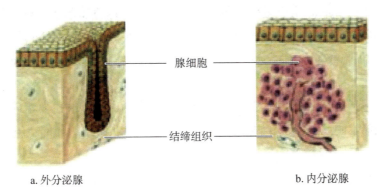

a. 外分泌腺　　　　　　　　b. 内分泌腺

图2-12　腺上皮和腺

3. 上皮组织的特殊结构

(1) 上皮细胞的游离面

①微绒毛:是上皮细胞的细胞膜和细胞质向细胞表面伸出的细小指状突起(图2-13),在电镜下才能辨认。光镜下,密集排列的微绒毛可形成纹状缘(以小肠为代表)或刷状缘(以肾小管为代表)。微绒毛的功能是增加细胞的表面积,有利于细胞对物质的消化和吸收。

②纤毛:也是细胞膜与细胞质向表面伸出形成的指状突起,但比微绒毛粗、长,内有微管,纤毛能向一定的方向呈节律性摆动,从而排出黏附在细胞表面的分泌物或异物。

(2) 上皮细胞的侧面

上皮细胞排列紧密,形成细胞连接(cell junction)。常见的细胞连接有4种,即紧密连接、中间连接、桥粒和缝隙连接(图2-13)。

上述细胞连接,不但存在于上皮细胞间,也可见于其他组织的细胞间。当有2种或2种以上的细胞连接排列在一起时,称其为连接复合体。

(3) 上皮细胞的基底面

①基膜:位于上皮细胞与深部的结缔组织之间,是一种半透膜,有利于上皮细胞与结缔组织之间进行物质交换,还具有支持和连接作用。

②质膜内褶:是上皮细胞基底面的细胞膜折向胞质所形成的,能增加细胞基底部的表面积,有助于细胞对物质和水的转运(图2-14)。

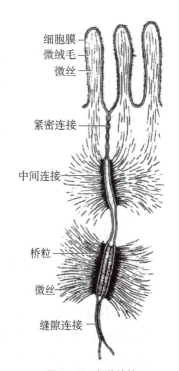

图2-13　细胞连接的超微结构模式图

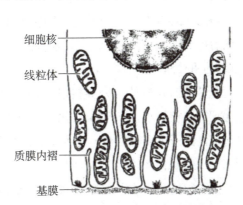

图2-14　上皮细胞基底面的超微结构模式图

衰老和饮食对小肠上皮组织结构的影响

二、结缔组织

结缔组织(connective tissue)由少量细胞和大量细胞间质组成,细胞间质含有基质和纤维,具有连接、支持、营养和保护等多种功能。结缔组织分布广泛,存在于细胞之间、组织之间、器官之间及器官内。结缔组织的主要特点:①细胞数量少、种类多,细胞分散而无极性;②细胞间质多;③血管和神经末梢丰富;④形式多样,分布广泛。

广义的结缔组织包括固有结缔组织、软骨、骨和血液,狭义的结缔组织主要指固有结缔组织。固有结缔组织按其结构和功能不同,分为疏松结缔组织、致密结缔组织、脂肪组织和网状组织。

1. 固有结缔组织

(1) 疏松结缔组织

又称蜂窝组织,其特点是细胞种类较多、基质多、纤维少、结构疏松(图2-15)。疏松结缔组织在体内广泛分布于器官之间、组织之间和细胞之间,具有连接、支持、营养、防御、保护和创伤修复等功能。

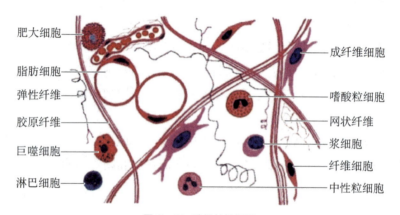

图2-15 疏松结缔组织

1) 细胞

疏松结缔组织中的细胞包括成纤维细胞、巨噬细胞、浆细胞、肥大细胞、脂肪细胞、未分化的间充质干细胞等。此外,血液中的白细胞,如嗜酸性粒细胞、淋巴细胞等在炎症反应时也可游走到结缔组织内。

①成纤维细胞:是疏松结缔组织中数量最多的细胞。细胞胞体较大,胞质呈弱嗜碱性。胞浆内含有丰富的粗面内质网、游离核糖体和发达的高尔基复合体。成纤维细胞具有合成纤维和基质的功能,与创伤的愈合有密切关系。成纤维细胞还具有分裂增殖能力,在人体发育及创伤修复期间表现尤为明显。功能不活跃的成纤维细胞称为纤维细胞。

②巨噬细胞:又称组织细胞,数量多,分布广。细胞呈圆形、椭圆形或不规则形,有短而粗的突起,称伪足。胞质丰富,呈嗜酸性。胞质内有大量溶酶体、吞饮小泡、吞噬体、微丝和微管。巨噬细胞是血液中的单核细胞穿出血管进入结缔组织后形成的,主要功能是变形运动、吞噬异物及衰老死亡的细胞、参与免疫应答,故巨噬细胞是机体防御系统的重要组成部分。

③肥大细胞:常成群分布于小血管周围,在机体与外界接触的部位,如皮肤、消化道和呼吸道的结缔组织中多见。细胞体积较大,多呈圆形,胞核较小,位于细胞的中央,胞质内充满粗大的异染性颗粒,内含肝素、组胺、白三烯和嗜酸性粒细胞趋化因子等多种物质。肥大细胞的主要功能是参与过敏反应。

④浆细胞:在一般结缔组织内很少见,而在体内经常接触病原菌或异体蛋白的部位,如消化道、呼吸道的固有层及慢性炎症部位较多见。细胞呈圆形或卵圆形,细胞质呈嗜碱性,胞核常偏于细胞的一侧,染色质粗大成块,呈车轮状排列。浆细胞由B淋巴细胞分化而来,能合成和分泌免疫球蛋白(抗体),参与体

液免疫。

⑤脂肪细胞：单个或成群存在，胞体较大，呈圆形或卵圆形，胞质内含有脂肪滴，HE染色切片上，脂滴被溶解呈空泡状。脂肪细胞主要功能是合成和贮存脂肪。

⑥未分化的间充质干细胞：是一种分化程度很低的干细胞，具有一定的增殖分化能力，参与组织的更新和修复。

2) 细胞间质

①基质：是一种均质状胶态物质，分布于纤维和细胞之间，主要化学成分是蛋白多糖和水。蛋白多糖的分子排列成许多微孔状结构，称分子筛，能阻止细菌、异物的通过，起防御屏障的作用。基质中含有的液体为组织液，组织液通过毛细血管静脉端或毛细淋巴管返回到血液或淋巴中。组织液的不断更新，有利于血液与组织细胞进行物质交换，当病变引起组织液水分过度流失或潴留时，导致组织脱水或水肿。

②纤维：主要有3类，即胶原纤维、弹性纤维和网状纤维。胶原纤维数量最多，新鲜时呈乳白色，又称白纤维，如肌腱和腱膜。该纤维韧性大，抗拉力强，而弹性较差。弹性纤维新鲜时呈黄色，又称黄纤维，较细，分支交织成网。该纤维富有弹性，而韧性差。网状纤维较少，细而短，分支较多，并交织成网状。HE染色不易着色，银染法可染成黑色，又称嗜银纤维。该纤维主要分布在造血组织、淋巴组织和基膜。

(2) 致密结缔组织

致密结缔组织中的细胞和基质少，纤维多，排列紧密。因此，致密结缔组织的支持、连接和保护作用更强，如皮肤的真皮、肌腱、韧带等，均为致密结缔组织（图2-16）。

老年人烫伤的表现及处理

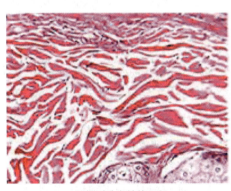 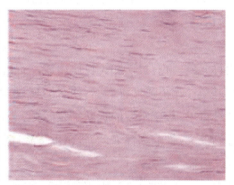

a. 不规则致密结缔组织　　　　　　　b. 规则致密结缔组织

图2-16　致密结缔组织

(3) 脂肪组织

主要是由大量脂肪细胞积聚而成，脂肪细胞胞质内脂肪聚成大滴，其余胞质成分和核被挤到边缘成一薄层（图2-17）。脂肪组织主要分布于浅筋膜、肠系膜等处，具有储存脂肪、缓冲保护、参与能量代谢和维持体温等作用。

(4) 网状组织

由网状细胞、网状纤维和基质组成，网状纤维由网状细胞产生。网状组织主要分布于造血器官和淋巴器官等处，参与构成这些器官的支架，为血细胞的发生和淋巴细胞的发育提供适宜的微环境。

2. 血液

(1) 血液的组成

血液（blood）由血浆和悬浮于其中的血细胞组成。血浆的基本成分为晶体物质溶液，溶解了多种电解质、小分子有机化合物和一些气体。

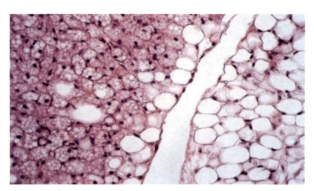

图 2-17 脂肪组织

血细胞分为红细胞、白细胞和血小板 3 种类型。红细胞的数量最多,约占总数的 99%,白细胞最少。红细胞的主要功能是运输 O_2 和 CO_2。白细胞无色、有核,在血液中一般呈球形。白细胞可分为中性粒细胞、嗜酸性粒细胞、嗜碱性粒细胞、单核细胞和淋巴细胞 5 种类型,各类白细胞均参与机体的防御功能。血小板体积小,无细胞核,呈双面微凸的圆盘状,有助于维持血管壁完整性。

(2) 血量

血量是指血液的总量。大部分血液在心血管中快速循环流动,称为循环血量,小部分血液滞留在肝、肺、腹腔静脉及皮下静脉丛处,流动很慢,称为储存血量。正常成年人的血液总量约占体重的 7%～8%,即每公斤体重有 70～80 mL 血液。

3. 骨组织

骨组织(osseous tissue)由多种细胞和钙化的细胞外基质(骨基质)构成,是坚硬的结缔组织。骨组织、骨膜和骨髓构成骨。

(1) 骨基质

骨基质简称骨质,由有机质和无机质组成。有机质又称类骨质,使骨质具有韧性,包括大量胶原纤维和少量无定形基质。无机质又称骨盐,使骨质坚硬,其化学结构为羟基磷灰石结晶。骨盐沉着于呈板层状排列的胶原纤维上,形成坚硬的板状结构,称骨板,有效地增强了骨的支持力。随着年龄的增加,骨质中的有机质逐渐流失,骨骼韧性降低,骨密度下降,碰撞后较易出现骨折。

(2) 骨组织细胞

①骨祖细胞:属于干细胞,位于骨组织表面。当骨组织生长或改建时,骨祖细胞可增殖分化为成骨细胞。

②成骨细胞:分布在骨组织表面。成骨细胞产生类骨质,类骨质钙化为骨基质,成骨细胞被埋于骨基质中,转变为骨细胞。

③骨细胞:单个分布于骨板内或骨板间,胞体所在的腔隙称为骨陷窝,突起所在的腔隙称为骨小管。骨细胞具有一定的溶骨和成骨作用,参与调节钙、磷平衡。

④破骨细胞:数量较少,散在分布于骨组织边缘,由多个单核细胞融合而成。破骨细胞可释放溶酶体酶和乳酸等,具有溶解和吸收骨组织的作用。

骨髓细胞、成骨细胞和骨细胞属于一种细胞的不同阶段,功能是形成骨组织。在骨的发生、生长和改建中,骨组织的形成与吸收同时存在,处于动态平衡。

4. 软骨组织

软骨组织及周围的软骨膜共同构成软骨。软骨组织(cartilage tissue)由软骨细胞和软骨基质构成,无血管、淋巴管和神经,所需营养由软骨膜渗透供应。

(1) 软骨细胞

位于基质中的软骨陷窝内,软骨细胞周围的基质染色深,称软骨囊。靠近表面的是幼稚细胞,愈向中央,细胞愈成熟,体积逐渐增大。软骨中央部分常见2~8个软骨细胞同处在一个软骨陷窝内,它们由1个软骨细胞分裂而来,称同源细胞群。软骨细胞有合成纤维和基质的功能,软骨细胞不断分裂增殖,使软骨从内部向周围扩大,称软骨内生长。

(2) 软骨基质

由基质和纤维构成。基质的主要成分为蛋白多糖和水,蛋白多糖的含量较多,使基质形成坚固的胶状。纤维成分埋于基质中,使软骨具有一定的韧性和弹性。

三、肌组织

肌组织(muscle tissue)由肌细胞组成,肌细胞之间有少量的结缔组织、血管和神经,肌细胞呈长纤维形,又称为肌纤维。肌纤维的细胞膜称为肌膜,细胞质称为肌浆,肌浆中有许多与细胞长轴平行排列的肌丝,它们是肌纤维舒缩功能的主要物质基础。

1. **肌组织的分类**

肌组织按其存在部位、结构和功能不同,可分为骨骼肌、平滑肌和心肌3种。

(1) 骨骼肌

是分布于躯干、四肢的随意肌,肌纤维呈细长圆柱状,有多个至数百个细胞核,位于肌纤维的周缘部(图2-18)。骨骼肌由躯体神经支配,受意识控制,属随意肌,收缩快速、有力,但易疲劳。

骨骼肌细胞的微细结构和收缩过程

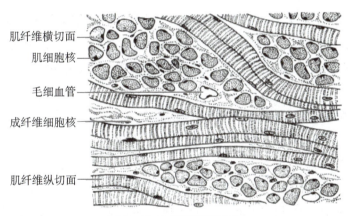

图2-18 骨骼肌光镜结构图

(2) 心肌

主要分布于心脏壁,也存在于大血管的近心端。心肌纤维呈短柱状,有分支并互相吻合成网,细胞吻合处称为闰盘。核呈卵圆形位于肌纤维中央,偶见双核或多核(图2-19)。心肌受内脏神经支配,属不随意肌,心肌收缩慢、有节律而持久,不易疲劳。

衰老导致心脏结构发生改变

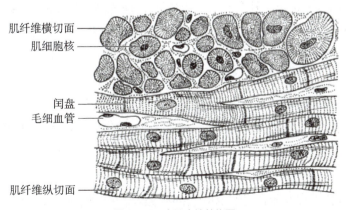

图2-19 心肌光镜结构图

(3) 平滑肌

主要分布于内脏和血管壁，又称内脏肌。平滑肌纤维呈梭形，无横纹，细胞核位于肌纤维中央（图2-20）。平滑肌受内脏神经支配，属不随意肌。

有机磷农药对肌组织的损害

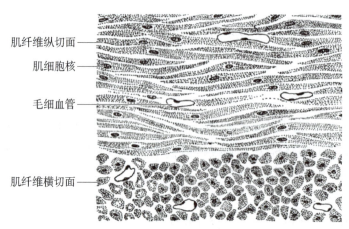

图2-20 平滑肌光镜结构图

四、神经组织

神经组织（nerve tissue）由神经细胞和神经胶质细胞组成。神经细胞是神经系统的结构和功能单位，亦称神经元，具有接受刺激、传导冲动和整合信息的能力，有些神经元还有内分泌功能。神经胶质细胞数量较多，具有支持和滋养神经元的作用，也有吸收和调节某些活性物质的功能。

1. 神经元

神经元形态不一，由胞体和神经突起2个部分构成。

（1）胞体

胞体是神经细胞含核的部分，是神经元营养和代谢的中心。胞体形态多样，大小不一。核大而圆，位于细胞中央，染色质少，核仁明显。胞质内除含有一般细胞器外，还含有特殊的结构，如尼氏体，又称嗜染质，是呈颗粒状或斑块状的嗜碱性物质，由粗面内质网和游离的核糖体组成，具有合成蛋白质和神经递质的作用。

（2）神经突起

神经突起是细胞体延伸出来的细长部分，可分为树突和轴突。

①树突：一至多个，粗而短，呈树枝状。内部结构和胞体基本相同。主要功能是接受刺激，并将冲动传向胞体。

②轴突：一个，一般由胞体发出。轴突细长、分支少、表面光滑，有侧支，末端分支多。胞体发出轴突的部位呈圆锥形，称为轴丘，内无尼氏体。轴突主要功能是将冲动传离胞体（图2-21）。

（3）神经元的分类

1）根据结构不同分类

①多极神经元：有多个树突和一个轴突；②双极神经元：有一个树突和一个轴突；③假单极神经元：由胞体发出一个突起，随后在不远处又分为两支，一支进入中枢神经系统，称为中枢突；另一支进入周围组织、器官，称为周围突。

2）根据功能不同分类

①感觉神经元：又称传入神经元，能接受体内、外刺激，将冲动传向中枢；②运动神经元：又称传出神

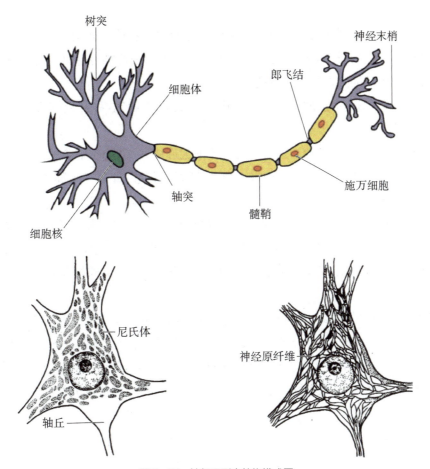

图2-21 神经元形态结构模式图

经元,能将刺激传给肌肉和腺体;③联络神经元:又称中间神经元,位于运动和感觉神经元之间,起到联络的作用。

3) 根据神经元释放神经递质不同分类

①胆碱能神经元:释放乙酰胆碱;②去甲肾上腺素能神经元:释放去甲肾上腺素等递质;③胺能神经元:释放多巴胺等递质;④肽能神经元:释放脑啡肽、神经肽等递质;⑤氨基酸能神经元:释放氨基酸类递质。

2. 神经胶质细胞

神经胶质细胞广泛分布于中枢神经系统和周围神经系统内,其数量是神经元的10～50倍。神经胶质细胞形态多样,虽有突起,但无轴突和树突之分,也不产生动作电位。

(1) 中枢神经系统的神经胶质细胞

①星形胶质细胞:伸出多个突起与中枢神经系统内的毛细血管相连,在神经元的物质交换中起到媒介作用。

②少突胶质细胞:形成中枢神经系统内神经纤维的髓鞘。

③小胶质细胞:来源于血液中的单核细胞,具有吞噬功能,对神经组织有重要的保护作用。

④室管膜细胞:分布在脑室和脊髓中央管内,此细胞可产生脑脊液。

(2) 周围神经系统的神经胶质细胞

①施万细胞:又称神经膜细胞,包裹在周围神经元轴突外面,形成周围神经纤维的髓鞘。

②卫星细胞:位于神经节内,包裹在神经元胞体周围,有保护作用。

3. 神经纤维

神经纤维(nerve fiber)由神经元的长突起和包绕其外的神经胶质细胞构成(图2-21)。根据包裹轴突的神经胶质细胞是否形成完整的髓鞘,可分为有髓神经纤维和无髓神经纤维。神经纤维的主要功能是传导兴奋,沿神经纤维传导的兴奋即动作电位,称为神经冲动。

周围神经系统中施万细胞形成的髓鞘呈藕节状,两节之间无髓鞘,称神经纤维节,又称郎飞结,此处轴膜裸露,适于神经冲动传导。

中枢神经系统中有髓神经纤维的髓鞘由少突胶质细胞形成,少突胶质细胞的多个突起末端可分别包裹多条轴突,形成多个结间体。有髓神经纤维的兴奋以跳跃式传导,即从一个郎飞结跳到下一个郎飞结,故比无髓神经纤维传导快。

在中枢神经系统内,起止、行程和功能相同的神经纤维聚集在一起,称纤维束。在周围神经系统内,神经纤维聚集成粗细不等的束状结构,称神经束。若干神经束聚集在一起,外包结缔组织膜(神经外膜),构成神经(nerve)。神经纤维的末端称为神经末梢,按功能分为感觉神经末梢和运动神经末梢。

4. 突触

神经元的轴突末梢与其他神经元的胞体或突起相接触而形成的特殊结构称为突触,是神经系统中信息交流的一种重要方式。神经元与神经元之间、神经元与效应器细胞之间都是通过突触来传递信息的。根据信息传递物性质的不同,突触可分为化学性突触和电突触2类,前者以释放神经递质传递信息为主,后者通过缝隙连接传递电信息。化学性突触最常见,电镜下,化学性突触由突触前膜、突触间隙和突触后膜3个部分组成(图2-22)。

老年人睡眠特点

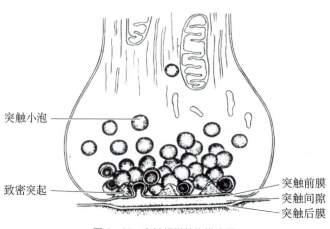

图2-22 突触超微结构模式图

在形成突触的部位,位于突触前神经元轴突末梢的为突触前膜,与前膜相对应的突触后神经元或其他细胞的局部区域为突触后膜,突触后膜上有能与神经递质结合并传递信息的受体。突触小体内含有大量的神经递质囊泡,不同突触内的囊泡形态、大小以及所含有的递质种类不同。一个神经元的轴突末梢可反复分成许多分支,同时与许多神经元的胞体或突起形成突触。因此,一个神经元可通过突触传递影响许多神经元的活动;同样,一个神经元也可同时接受许多其他神经元的影响。

巩固提高

问题1:简述被覆上皮的种类与分布。

问题 2: 炎症发生时,结缔组织会做出怎样的反应来协助机体对抗感染?

问题 3: 请结合所学知识,试解释老年人出现记忆力减退、反应变慢的现象。

项目三
运动系统

项目导读

随着年龄的增长,运动系统的结构和功能会发生退行性变化,显著影响老年人的运动协调性和日常活动能力。为了维护老年人运动系统的健康,既需要采取科学措施来保障其运动能力,确保运动安全,又需要关注老年人因运动能力下降而产生的心理落差。这不仅是对个体健康的必要保障,更体现了对老年群体的关爱。同学们,让我们一起来学习运动系统相关知识,以更好地践行"老吾老,以及人之老"的崇高理念吧!

人体运动系统由骨、骨连结和骨骼肌3个部分构成,是人体进行各种机械运动的结构基础。这3个部分相互协调,以骨为杠杆、以关节为枢纽、以肌肉为动力,共同完成人体的运动功能。运动系统的作用主要体现在4个方面:①储存功能;②支持作用,运动系统构成人体的支架,使人体保持一定的形态和姿势,维持身体的稳定;③保护作用,保护内脏器官免受外界的冲击和损伤;④运动功能,骨骼肌在神经系统的支配下,通过骨连结产生运动,使人体能够进行各种活动。

任务目标

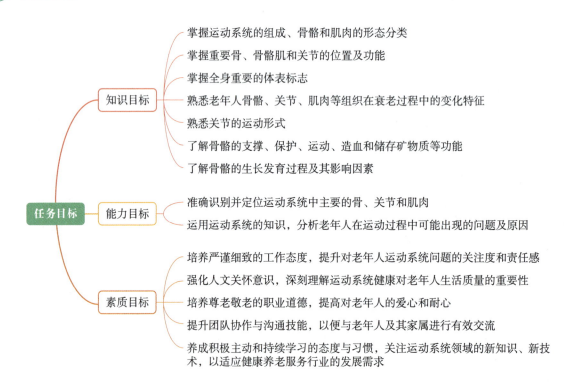

核心概念

骨　骨连结　脊柱　胸廓　椎间盘　肩关节　肘关节　髋关节　膝关节　骨骼肌

任务一 骨与骨连结

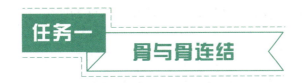

案例导入

患者,女性,78岁,不慎跌倒后出现右侧髋部肿胀,疼痛剧烈,无法起身和行走。家人发现后,立即将患者送往医院就诊。影像学检查提示,患者右侧股骨颈有多条骨折线,且周围骨质透亮度增高,骨小梁稀疏。进一步完善检查后诊断为骨质疏松、股骨颈骨折。

思考1:骨质疏松是骨的理化性质发生了哪些改变?髋关节的结构如何?髋关节有哪些运动形式?

思考2:老年人常见的脊柱形态改变有哪些?关节的基本结构和运动形式有哪些?腰椎间盘突出容易发生在哪些部位?

学习内容

一、概述

除6块听小骨外,成人共有206块骨(图3-1),按部位可分为颅骨、躯干骨和四肢骨3个部分。

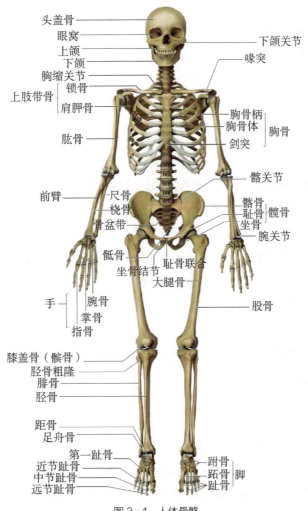

图3-1 人体骨骼

骨与骨之间的连接称为骨连结,根据结构可分为直接连结和间接连结2类。直接连结包括纤维连结、软骨连结和骨性结合。间接连结又称滑膜关节,简称关节,活动度大,是骨连结的主要形式,也是运动系统活动的枢纽。

1. 骨的形态分类

骨根据外形可分为长骨、短骨、扁骨和不规则骨4类基本形态(图3-2)。①长骨:呈长管状,由骨干和两端的骺组成,多位于四肢,如肱骨和股骨。②短骨:形似立方体,多成群分布于连结牢固且较灵活的部位,如腕骨和跗骨。③扁骨:呈板状,主要分布于头、胸等处,如顶骨和肋骨。④不规则骨:形状不规则,如椎骨。有些不规则骨内有腔洞,称含气骨,如上颌骨。

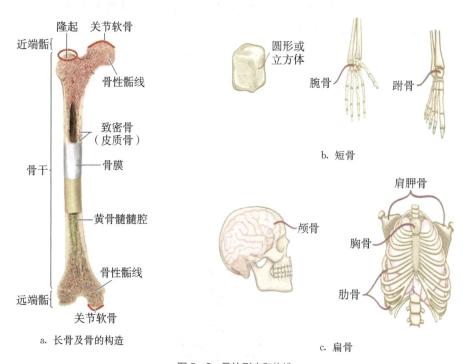

图3-2 骨的形态和构造

骨质疏松症

2. 骨的构造

骨由骨质、骨膜和骨髓构成(图3-2)。①骨质:分为骨密质和骨松质。骨密质致密坚硬,主要分布于骨的表层,抗压力强;骨松质结构疏松,由骨小梁交织排列而成,主要分布于骨的内部。②骨膜:覆盖于骨的表面(关节面除外),是一层纤维结缔组织膜,富含血管、淋巴管和神经,对骨的生长和骨折修复有重要作用。③骨髓:充填于骨髓腔和骨松质间隙内,分为红骨髓和黄骨髓。红骨髓具有造血功能,胎儿及5岁以前婴幼儿的骨髓大都有红骨髓,成年人红骨髓主要分布于长骨的两端、短骨、扁骨和不规则骨的骨松质内。黄骨髓在某些病理情况下可恢复造血功能。

3. 骨的理化特性

骨质由无机质和有机质组成。无机质主要为磷酸钙和碳酸钙,赋予骨硬度;有机质主要是骨胶原纤维和黏多糖蛋白,使骨具有韧性和弹性。

4. 关节

(1) 关节的基本结构

关节面、关节囊和关节腔是关节的基本结构(图3-3)。

①关节面:是构成关节各骨的邻接面,覆盖有薄层透明软骨,表面光滑,可减少运动时的摩擦和缓冲外力的冲击。②关节囊:是由结缔组织构成的膜性囊,附着于关节面周缘及其附近的骨面上,将构成关节

的各骨彼此相连。关节囊分内、外 2 层,外层为纤维层,内层为滑膜层。③关节腔:是由关节面和关节囊滑膜层围成的密闭腔隙,腔内呈负压,含有少量滑液,对维持关节的稳固性具有一定作用。

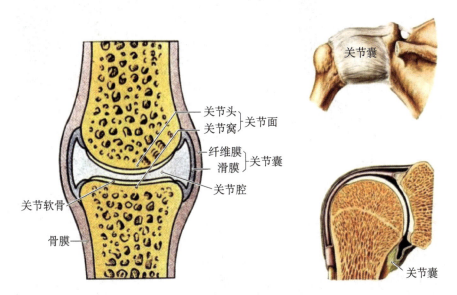

图 3-3 关节的基本结构

(2) 关节的辅助结构

某些关节还具有韧带、关节盘和关节唇等辅助结构,以增加关节的稳固性和灵活性。

(3) 关节的运动

关节围绕运动轴进行运动,其基本形式包括屈和伸、内收和外展、旋转、环转 4 类(图 3-4)。

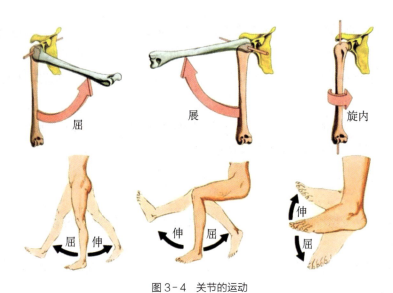

图 3-4 关节的运动

二、颅骨及其连结

颅位于脊柱上方,由 23 块扁骨和不规则骨组成。脑颅骨 8 块,包括额骨、筛骨、蝶骨、枕骨各 1 块,顶骨、颞骨各 2 块。面颅骨 15 块,包括犁骨、下颌骨、舌骨各 1 块,上颌骨、鼻骨、泪骨、颧骨、腭骨、下鼻甲骨各 2 块(图 3-5)。

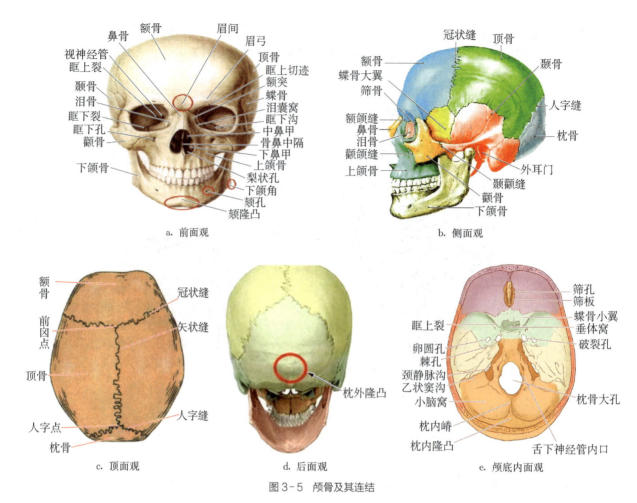

图3-5 颅骨及其连结

在侧面颞窝区,有额、顶、颞、蝶4块骨会合构成的"H"形骨缝,称翼点。此处为颅骨薄弱区,其内面有脑膜中动脉前支通过,外伤时易致硬膜外血肿。顶面可见冠状缝、矢状缝和人字缝。后面观最突出部是枕外隆凸。颅底内面分为前、中、后窝,各窝包含多个与外面相通的孔裂。颅后窝中央有枕骨大孔,与脊柱的椎管相通。

颅仅有一组滑膜关节,即颞下颌关节,简称下颌关节,由下颌骨的下颌头与颞骨的下颌窝和关节结节构成。关节囊的前部较薄弱和松弛,过度张口易致下颌关节向前方脱位。

三、躯干骨及其连结

成人躯干骨共51块,包括椎骨24块、骶骨1块、尾骨1块、肋12对和胸骨1块。

1. 椎骨和脊柱及其连结

24块椎骨、1块骶骨和1块尾骨借骨连结形成脊柱,构成人体的中轴,上承托颅,下接下肢带骨。

(1) 椎骨的一般特征

椎骨由椎体和椎弓组成,椎体呈矮圆柱状,椎弓呈半环形,二者共同围成椎孔,连成椎管以容纳脊髓。椎弓根连接椎体,有上、下切迹围成椎间孔,内含神经和血管。椎弓发出7个突起,分别为向后的棘突、两侧的横突和上下的关节突(图3-6)。

(2) 各部椎骨的主要特征

①颈椎:椎体较小,横突根部有横突孔,其内有椎动脉通过。第1颈椎整体呈环形,故又称寰椎。第2颈椎又称枢椎,椎体上方伸出一指状突起,称齿突。第7颈椎又称隆椎,其棘突较长,稍低头时易在颈后正中线上看到或摸到,是计数椎骨的重要标志(图3-6、图3-7)。

颈椎病

②胸椎:椎体两侧和横突末端可见与肋连结的关节面,称肋凹,棘突细长,斜伸向后下方(图3-6、图3-8)。

③腰椎:椎体最为粗壮,横断面呈肾形,棘突宽短,呈板状,水平伸向后方(图3-6)。

④骶骨:由5块骶椎融合形成,呈倒三角形,盆面凹陷,底部前上缘中央隆起称为岬,背部尾端有骶管裂孔,两侧有骶角,常用于骶管麻醉定位(图3-6、图3-9)。

⑤尾骨:由3~4块退化的尾椎融合而成,上接骶骨,下端游离为尾骨尖(图3-6、图3-9)。

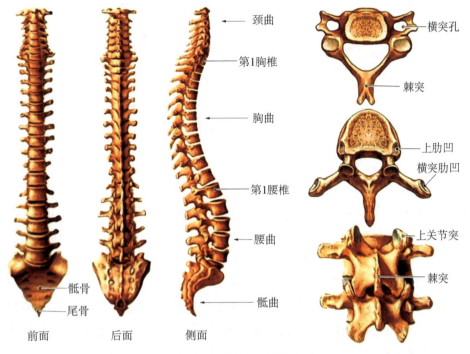

图3-6 椎骨的一般特征

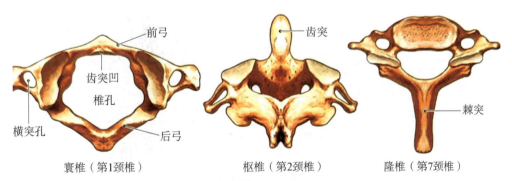

图3-7 颈椎的一般特征

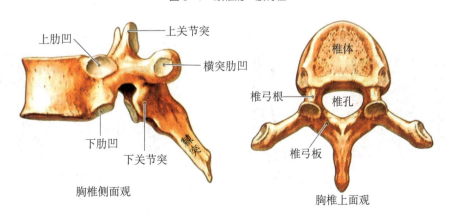

图3-8 胸椎的一般特征

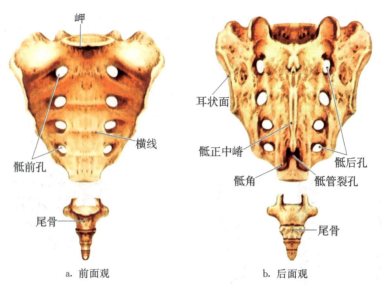

图 3-9 骶骨和尾骨的一般特征

（3）椎骨间连结

椎间盘突出症

椎骨之间借椎间盘、韧带和关节相连。

①椎间盘：位于相邻 2 个椎体之间，由内部柔软而富有弹性的髓核和外周呈同心圆状排列的纤维软骨环构成。椎间盘具有韧性和弹性，连接椎体并吸收压力，易在外伤或劳损时破裂向后突出（图 3-10）。

②韧带：连接各椎骨的纤维束较多，形成 6 种韧带（图 3-11）。其中前纵韧带、后纵韧带和棘上韧带较长，黄韧带、棘间韧带和横突间韧带较短。脊柱的韧带可防止脊柱过度后伸或前屈，可保护椎间盘。

③关节：寰椎和枕骨构成的寰枕关节可使头做前俯、后仰和侧屈运动；寰椎和枢椎构成的寰枢关节可使头做旋转运动。相邻两椎骨的上、下关节突构成关节突关节，只能做轻微滑动。

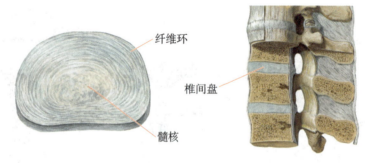

图 3-10 椎间盘

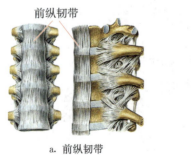
a. 前纵韧带

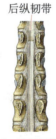
b. 后纵韧带

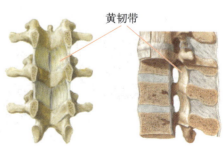
c. 黄韧带

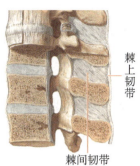
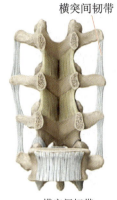

d. 棘上韧带和棘间韧带　　　　　e. 横突间韧带

图 3-11　脊柱的韧带

(4) 脊柱的整体观及其运动

侧面观自上而下有颈、胸、腰、骶 4 个生理性弯曲,颈曲和腰曲凸向前,胸曲和骶曲凸向后,弯曲可增大弹性、维持重心稳定和减轻震荡,保护脑、胸、腹和盆腔脏器(图 3-6)。

脊柱能进行包括屈伸、侧弯、旋转和环转在内的多种运动,其运动范围和性质受关节、椎间盘、韧带等因素影响,也与个人的年龄、性别和锻炼水平相关。

2. 胸部的骨与胸廓

胸廓由 1 块胸骨、12 对肋、12 块胸椎和它们之间的连结共同构成。

(1) 胸骨

位于胸前壁正中,前凸后凹,自上而下分为柄、体和剑突 3 个部分(图 3-12)。其中,柄与体连接处微向前突称为胸骨角,两侧平对第 2 肋,是计数肋的重要标志。

老年人胸廓形态的病理性变化

(2) 肋

由肋骨和肋软骨组成,呈弓形,共 12 对。其中,第 8~10 对肋前端与上位肋借肋软骨构成软骨间关节,形成肋弓(图 3-12)。

(3) 胸廓的整体观和运动

成人胸廓为前后略扁,上口小、下口大的圆锥形,容纳胸腔脏器,如肺、心等。胸廓除具有保护、支持功能外,还能通过呼吸肌的收缩和舒张参与呼吸运动(图 3-12)。

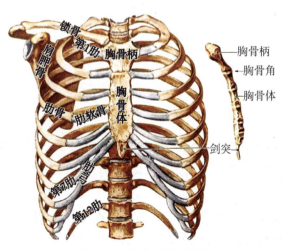

图 3-12　胸廓与胸骨、肋骨

四、四肢骨及其连结

四肢骨按部位分为上肢骨(图3-13)和下肢骨(图3-14),按在运动中的作用分为带骨和自由骨。

1. 上肢骨

(1) 上肢带骨

包括锁骨和肩胛骨。锁骨呈"～"形弯曲,横架于胸廓前上方,全长可在体表扪及。内侧2/3向前凸,外侧1/3向后凸。肩胛骨为不规则三角形扁骨,覆盖于胸廓后外面,分二面、三缘、三角、三窝。上角平对第2肋,下角平对第7肋,为计数肋的标志。

(2) 自由上肢骨

包含上臂的肱骨、前臂的尺骨、桡骨和手部的手骨,除腕骨属短骨外,其余均为长骨。肱骨上端有肱骨头参与构成肩关节,肱骨体上半部为圆柱形,下半部呈三棱柱形,下端较扁,有肱骨小头和肱骨滑车分别与桡骨和尺骨相关节。肱骨上端与体交界处易骨折,称外科颈。桡骨位于前臂外侧部,尺骨位于前臂内侧。手骨含8块腕骨、5块掌骨和14块指骨。

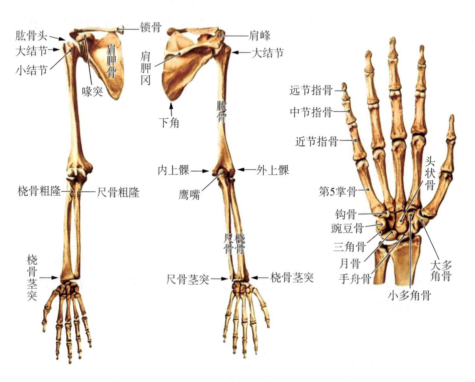

图3-13 上肢骨

2. 下肢骨

(1) 下肢带骨

髋骨是不规则扁骨,由上部的髂骨、前下部的耻骨和后下部的坐骨融合而成。其上部扁阔,中部窄厚,外侧有朝向下外的深窝称为髋臼。坐骨结节是坐骨最低部,可在体表扪及。耻骨下支与坐骨支围成闭孔。

(2) 自由下肢骨

自由下肢骨包括大腿的股骨、小腿的胫骨、腓骨和足部的足骨,除跗骨为短骨外,其余均为长骨。股骨是人体最长、最结实的长骨,长度约为身高的1/4,股骨体呈弓形。股骨上端有股骨头,与髋臼形成髋关节,其下方有股骨颈。股骨下端有内、外侧髁参与形成膝关节。胫骨位于小腿内侧,上端膨大形成内、外侧髁。胫骨体呈三棱柱形,下端稍膨大。腓骨细长,位于胫骨外后方。足骨由7块跗骨、5块跖骨和

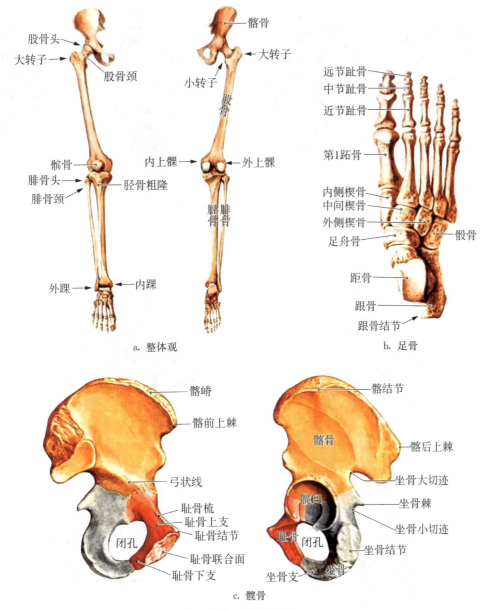

图 3-14 下肢骨

14 块趾骨组成。

3. 四肢骨的连结

四肢骨的连结主要有上肢骨的肩关节(图 3-15)、肘关节(图 3-15),下肢骨的髋关节(图 3-16)、膝关节(图 3-16)。

(1) 肩关节

由肱骨头和肩胛骨的关节盂组成,关节囊较松弛,能做屈、伸、收、展、旋内、旋外和环转运动,是全身最灵活、活动度最大的关节。

(2) 肘关节

由肱骨下端与尺、桡骨上端构成的复合关节,能做屈、伸和旋前、旋后运动,桡尺近侧关节与桡尺远侧关节联合可使前臂旋前和旋后。

(3) 髋关节

由髋臼与股骨头构成,可做屈、伸、内收、外展、旋内、旋外和环转运动,灵活性和运动幅度不及肩关节,但稳定性好,与其承重和支持行走的功能相适应。

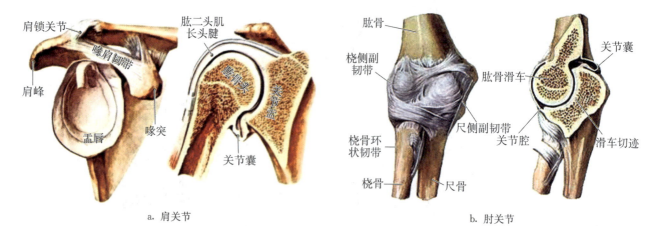

a. 肩关节　　　　　　　　　　　b. 肘关节

图 3-15　肩关节和肘关节

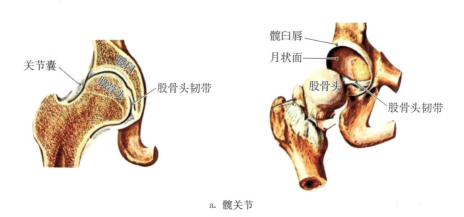

a. 髋关节

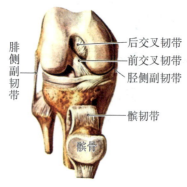 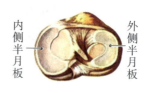

b. 膝关节

图 3-16　髋关节和膝关节

半月板损伤

（4）膝关节

人体最大、最复杂的关节，由股骨下端、胫骨上端和髌骨构成，关节面间垫有 2 块半月板，关节囊宽阔松弛，韧带发达，主要做屈、伸运动。

（5）其他骨连结

骨盆由髋骨、骶骨、尾骨及骨连结构成，老年人跌倒时易因用手撑地或摔坐在地导致腕关节或骨盆骨折。足弓可增强下肢的稳定性并具有缓冲震荡的作用。

五、老年人骨和关节的特点

1. 老年人骨的特点

老年人骨的外观可能未见明显变化，但其内部结构已发生显著的生物学改变。随着年龄的增长，老年人骨骼中的无机质含量呈现上升趋势,而有机质含量则相对减少,这导致了骨质的脆性增加,从而使得骨折的风险性显著提高。与此同时,老年人骨骼的生长与修复机制表现出减弱的倾向,骨折愈合过程减缓。因此,老年人群需特别关注骨质疏松症及骨折的预防措施。

(1) 骨质变化

老年人骨质萎缩,骨基质变薄,骨小梁减少、变细,骨密度降低,可能导致骨质疏松,引起脊柱弯曲、身高变矮。同时,骨质减少,骨密度下降,骨骼脆弱,易发生骨折。骨质疏松程度越重,骨折风险越高。

(2) 骨骼代谢

老年人骨细胞老化,导致新陈代谢减慢,骨折愈合时间延长,不愈合风险增加。饮食习惯不佳、牙齿问题和消化功能下降,可能导致营养不足,影响骨骼健康。同时,性激素水平下降也会影响骨生成,改变骨骼结构。

2. 老年人关节的特点

随着年龄的增长,老年人普遍存在关节的退行性改变,尤以承重较大的膝关节最明显。

(1) 关节软骨

老年人关节软骨变薄、粗糙甚至破裂,导致活动时关节疼痛。关节软骨退化可使骨面直接接触,引发疼痛。另外,骨刺形成则加剧关节活动障碍。

驼背

(2) 韧带、关节囊

老年人韧带弹性降低,关节囊纤维组织增多,滑膜萎缩变薄,代谢功能减退。同时,滑膜下层纤维增多致滑膜纤维化和钙化,失去弹性,关节活动受限。

(3) 滑液

随着年龄增长,滑膜萎缩,滑液减少、变稠,影响对关节的润滑。

(4) 椎间盘

长期负重和冲击导致颈部和腰部椎间盘纤维环纤维变粗、弹性降低。老年人的髓核逐渐被软骨细胞替代,椎间盘硬化成软骨实体。椎间盘周围韧带松弛,椎体活动时易错动,导致不稳,使许多老年人遭受颈椎病、腰椎病的困扰。

综上,关节软骨、韧带、关节囊和椎间盘老化退变,导致老年人关节活动范围缩小,特别是肩关节后伸和外旋、肘关节伸展、前臂旋后、髋关节旋转、膝关节伸展及脊柱运动等受限,在日常照护及组织老年人活动时,应当考虑以上情况。

巩固提高

问题1:常见的脊柱形态改变对老年人的运动功能会产生哪些负面影响?

问题2:老年人骨骼和关节有哪些退行性改变?

老年人的骨关节健康维护策略

问题3:老年人骨关节健康维护策略有哪些?

任务二 骨骼肌

案例导入

患者,男,83岁,退休职工,素来喜静少动,因在家中不慎跌倒入院。查体发现,患者肌肉力量明显不足,平衡能力较差。影像学检查显示,患者肌肉体积变小、骨小梁变细、减少,骨皮质变薄。临床诊断为肌肉萎缩和骨质疏松。

思考1:骨骼肌在运动系统中的作用是什么?骨骼肌衰老有哪些主要表现及其原因?
思考2:骨骼肌的形态和分类有哪些?骨骼肌的构造如何?骨骼肌的收缩原理和作用是什么?

学习内容

一、概述

骨骼肌有600余块,占成人体重的40%左右。每块肌肉都是具有一定形态、结构和功能的器官,有丰富的血管、淋巴管和神经分布,在躯体神经支配下进行随意运动。

1. 骨骼肌的形态与分类

骨骼肌按其外形可分为长肌、短肌、扁肌和轮匝肌4种(图3-17)。根据作用可分为屈肌、伸肌、内收肌、外展肌、旋内肌和旋外肌等。

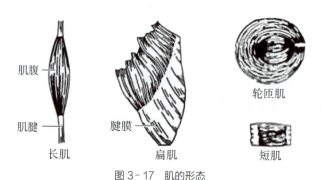

图3-17 肌的形态

2. 骨骼肌的构造与收缩原理

骨骼肌由肌腹和肌腱2个部分构成(图3-17)。肌腹是肌肉的主要部分,由肌纤维构成,具有收缩功能;肌腱则呈索状或膜状,附着于骨,具有固定和传导肌力的作用。辅助结构包括筋膜、滑膜囊和腱鞘等。根据肌丝滑行学说,骨骼肌收缩的原理是神经冲动使细肌丝沿粗肌丝向肌节中央滑动,导致肌节缩短。多个肌节的串联缩短使肌纤维产生收缩力,经肌腱传递至骨骼,最终形成关节运动。

3. 骨骼肌的起止、配布与作用

(1)骨骼肌的起止

骨骼肌具有固定的起止点,通常位于肌纤维两端,主导肌肉纤维移动的方向。反映骨骼肌运动方向的是定点和动点,肌肉收缩时,动点向定点移动。在不同运动中,定点和动点可以互换,如同为肱肌收缩,屈肘和引体向上的动、定点则不同(图3-18)。

(2) 骨骼肌的配布

关节周围的肌肉分布与运动类型紧密相关。同侧且功能相同的肌肉在动作中相互协作,称为协同肌。相反,分布在运动轴对侧、作用相反的肌肉,称为拮抗肌,即当一方收缩时,另一方必须放松,以完成相应的动作。例如,肘关节屈肌群在屈肘时相互协作,前侧的屈肌和后方的伸肌则互相拮抗。肌肉在神经系统的协调下,确保动作的准确性和有序性。

(3) 骨骼肌的作用

骨骼肌通常以两端附着于 2 块或多块骨的表面,跨过 1 个或多个关节,收缩时带动其附着的两骨面彼此接近,从而使关节产生相应的运动形式(图 3-18)。骨骼肌主要有 2 种作用,一种是动力作用,使身体完成各种运动,如伸手取物、行走和跑跳等;另一种是静力作用,通过肌内少量肌纤维轮流收缩,使肌具有一定的肌张力,以维持身体的平衡和保持一定姿势,如站和坐。

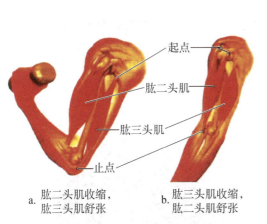

图 3-18 肌的起止、配布和作用

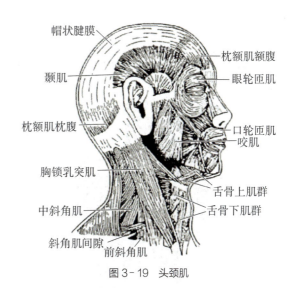

图 3-19 头颈肌

二、头颈肌

1. 头肌

头肌分为面肌和咀嚼肌(图 3-19)。

(1) 面肌

主要有枕额肌、眼轮匝肌、口轮匝肌和颊肌等,收缩可牵动面部皮肤,产生各种表情,也称表情肌。

(2) 咀嚼肌

包括咬肌、颞肌、翼内肌和翼外肌,配布于颞下颌关节周围,参与咀嚼运动。

2. 颈肌

颈肌分为颈浅肌群和颈深肌群(图 3-19)。

(1) 浅群

有颈阔肌、胸锁乳突肌、舌骨上肌群和舌骨下肌群。单侧胸锁乳突肌收缩可使头屈向同侧,面转向对侧;双侧同时收缩可抬头并后仰。若一侧发生病变,可引起斜颈。

(2) 深群

包括外侧群的前斜角肌、中斜角肌和后斜角肌等,内侧群的头长肌、颈长肌、头前直肌和头外侧直肌等。前、中斜角肌与第 1 肋之间的空隙称斜角肌间隙,间隙内有锁骨下动脉和臂丛神经通过。前斜角肌肥厚或痉挛可压迫锁骨下动脉和臂丛神经产生相应症状,称前斜角肌综合征。可在此处进行臂丛神经阻滞麻醉和锁骨下动脉压迫止血。

三、躯干肌

躯干肌包括背肌(图 3-20)、胸肌(图 3-20)、膈肌(图 3-20)、腹肌和会阴肌。

1. 背肌

(1) 斜方肌

位于项、背上部的浅层，一侧呈三角形，两侧合起来为斜方形。整肌收缩时，使肩胛骨向脊柱靠拢；肩胛骨固定时，两侧同时收缩，使头后仰。

(2) 背阔肌

位于背下部，是全身面积最大的扁肌。收缩时使臂内收、内旋和后伸，如背手姿势；上肢固定时，可上提躯干。

(3) 竖脊肌

位于背部深层，纵行于棘突两侧的沟内。单侧收缩使脊柱侧屈；双侧收缩时使脊柱后伸并仰头。

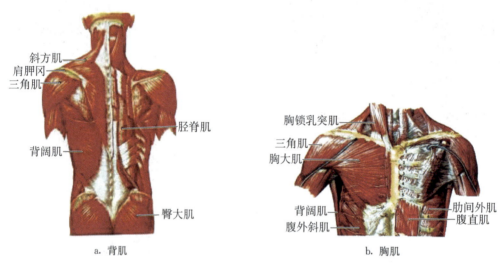

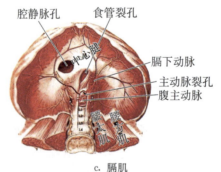

图 3-20 躯干肌

2. 胸肌

胸肌分为两群，包括胸上肢肌和胸固有肌。

(1) 胸上肢肌

胸上肢肌包括胸大肌、胸小肌和前锯肌。胸大肌可使肩关节内收、旋内和前屈。若上肢固定，可上提躯干，还可提肋助吸气。胸小肌可牵拉肩胛骨下降和旋转。肩胛骨固定时，可提肋助吸气。前锯肌收缩时，牵拉肩胛骨向前并紧贴胸廓，协助臂的前屈。当肩胛骨固定时，可提肋。若此肌瘫痪，则肩胛骨下角离开胸廓而突出于皮下,称"翼状肩",使臂上举难以超过 90°。

(2) 胸固有肌

胸固有肌包括肋间外肌和肋间内肌。肋间外肌位于各肋间隙的最外层,收缩时提肋助吸气。肋间内肌位于肋间外肌的深面,收缩时降肋助呼气。

3. 膈肌

膈肌是分隔胸腔和腹腔的扁肌,呈穹隆状,凸向上,起自胸廓下口和腰椎,止于膈中央的中心腱。膈肌上有主动脉裂孔、食管裂孔和腔静脉孔 3 个裂孔。膈肌是最重要的呼吸肌,收缩时,膈穹隆下降,胸腔容积扩大带动吸气;舒张时,膈穹隆上升,胸腔容积变小带动呼气。膈肌与腹肌同时收缩,则能增加腹压。

4. 腹肌

腹肌可分为前外侧群和后群。前外侧群位于腹前外侧壁,包括腹直肌、腹外斜肌、腹内斜肌和腹横肌(图 3-21)。后群位于腹后壁,包括腰大肌和腰方肌。它们的肌纤维互相交错形成弹性腹壁,保护腹腔脏器,维持腹内压。当腹肌收缩时,可增加腹内压,有助于完成呕吐、排便、咳嗽和分娩等生理功能。

腹前外侧壁 3 块扁肌的腱膜形成腹直肌鞘(图 3-21),分前、后 2 层包绕腹直肌。腹股沟管位于腹股沟韧带内侧半上方,管内男性有精索通过,女性有子宫圆韧带通过,是腹壁最薄弱的部位,是腹股沟斜疝的好发部位(图 3-22)。腹股沟(海氏)三角位于腹前壁下部,是由腹直肌外侧缘、腹股沟韧带和腹壁下动脉围成的三角区(图 3-23)。

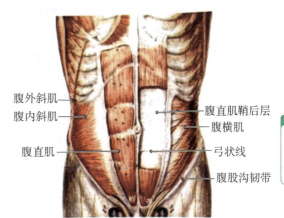

图 3-21 腹前外侧壁肌群

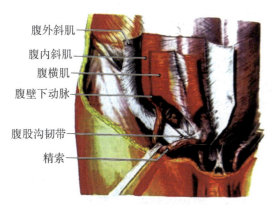

图 3-22 腹股沟管

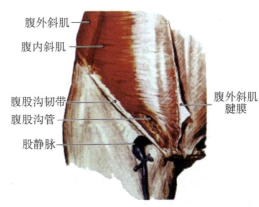

图 3-23 腹股沟区

四、四肢肌

四肢肌分为上肢肌和下肢肌。

1. 上肢肌

上肢肌可分为肩肌、臂肌、前臂肌和手肌(图 3-24)。

(1) 肩肌

位于肩关节周围,主要有三角肌。三角肌位于肩部,收缩时,主要使肩关节外展。

(2) 臂肌

位于肱骨周围，分前、后2群。前群有肱二头肌，呈梭形，主要功能为屈肘关节，并协助屈肩关节。后群有肱三头肌，收缩时伸肘关节。

(3) 前臂肌

位于尺、桡骨周围，分前、后2群。前群主要是屈肌和旋前肌；后群主要是伸肌和旋后肌。

(4) 手肌

主要位于手掌面，分外侧群、中间群和内侧群3群，有运动手指的作用。

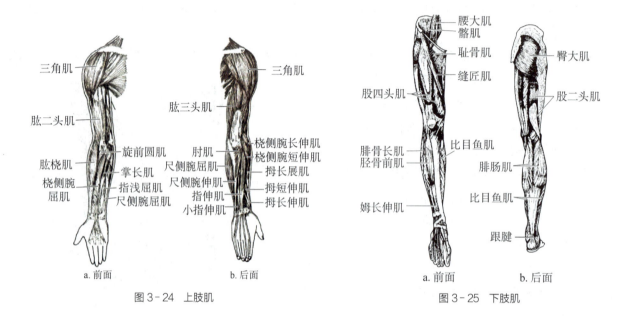

图3-24 上肢肌　　　　图3-25 下肢肌

2. 下肢肌

下肢肌按部位分为髋肌、大腿肌、小腿肌和足肌（图3-25）。

(1) 髋肌

是包绕和运动髋关节的肌，均起自髋骨，止于股骨，可分为前群和后群。

①前群：主要有髂腰肌。髂腰肌由腰大肌和髂肌组成。腰大肌位于腰部脊柱的两侧，髂肌呈扇形，两肌向下汇合，经腹股沟韧带深部，止于股骨小转子。作用是使髋关节前屈、旋外。下肢固定时，可使躯干前屈，如仰卧起坐。

②后群：主要包括臀大肌、臀中肌、臀小肌和梨状肌。臀大肌略呈四边形，位于臀部浅层，宽大而肥厚，是形成臀部隆起的主要肌肉，使髋关节伸和旋外，并防止骨盆过度前倾。下肢固定时，可伸直躯干，是维持身体直立的重要肌肉。臀大肌也是临床常用的肌肉注射部位。臀中肌和臀小肌均止于股骨大转子，共同外展髋关节。

(2) 大腿肌

位于股骨周围，分为前群、内侧群和后群。

①前群：位于股前部，包括缝匠肌和股四头肌。缝匠肌呈扁带状，为全身最长的肌，可屈髋关节和膝关节，并使屈位的膝关节旋内。股四头肌位于股前部，是全身体积最大、最有力的肌，包括浅层的股直肌、股内侧肌、股外侧肌和深层的股中间肌4部分。4块肌向下汇合成1条总腱，包绕髌骨，向下续为髌韧带，止于胫骨粗隆。主要作用是伸膝关节和屈髋关节。

②后群：位于股后部，共有3块，即股二头肌、半腱肌和半膜肌。主要作用是屈膝关节和伸髋关节。

③内侧群：位于大腿的内侧，有耻骨肌、长收肌、股薄肌、短收肌和大收肌，主要作用是内收髋关节。

(3) 小腿肌

位于胫、腓骨的周围，分为前群、外侧群和后群。

①前群：位于小腿前部，可使踝关节背屈(伸)、足内翻、伸趾等。

②外侧群：位于小腿的外侧部，能使足外翻和踝关节跖屈。

③后群：浅层的腓肠肌和比目鱼肌3个头汇合向下续为跟腱，止于跟骨，可跖屈踝关节、屈膝关节。深层的肌可屈踝关节，使足内翻和屈趾等。

(4) 足肌

配布于足背和足底，其作用是运动足趾、维持足弓。

五、骨骼肌的衰老改变

随着年龄的增长，骨骼肌会经历一系列衰老过程，出现一系列的改变。了解这些改变有助于我们更好地维护运动系统，特别是骨骼肌的健康，提高老年人的生活质量。

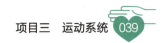

应对骨骼肌衰老的建议

1. 骨骼肌衰老的主要表现

①肌肉质量下降：骨骼肌质量逐渐下降，肌肉力量和耐力下降。

②肌肉纤维改变：骨骼肌纤维类型发生变化，快肌纤维减少，慢肌纤维增加，运动能力下降。

③肌肉结构变化：肌肉组织中出现脂肪浸润和结缔组织增生，肌肉松软，弹性降低。

④肌肉代谢改变：肌肉代谢速率减慢，能量产生减少，易疲劳。

2. 骨骼肌衰老的影响因素

①遗传因素：个体的遗传背景对骨骼肌衰老有重要影响，遗传因素决定了肌肉质量、纤维类型等。

②内分泌变化：随着年龄的增长，体内激素水平发生变化，如睾酮水平下降，导致肌肉合成能力减弱。

③生活方式：不良的生活习惯，如缺乏运动、不良饮食等，会加速骨骼肌衰老过程。

④疾病与药物：某些疾病和药物可能对骨骼肌产生不良影响，加速其衰老。

老年人肌肉力量和平衡能力下降的常见病理因素

巩固提高

问题1：骨骼肌的起止、配布与运动的关系如何？

问题2：老年人骨骼肌力量下降的影响因素有哪些？

问题3：预防老年人跌倒的策略有哪些？

预防老年人跌倒的策略

项目四　感觉器官

项目导读

眼睛是心灵的"窗户",是人体重要的器官,是人们生活、学习、工作的第一要素。近年来,随着电子产品的广泛使用,视力损害的发生率明显增加。2019 年 10 月 10 日"世界爱眼日"前夕,世界卫生组织(WHO)发布了全球首份《世界视力报告》。报告显示,全球有超过 22 亿人出现视力受损或失明。亚太地区高收入国家的近视总体发病率为全球最高,达 53.4%;其次是东亚地区,为 51.6%。我国城市青少年近视发病率高达 67%。青光眼、糖尿病视网膜病变、高度近视性视网膜病变、黄斑变性、视网膜血管阻塞以及高血压眼底病变等致盲率极高的眼底疾病则更容易"找上"患有"三高"等基础病的老年人。视力损害多难以逆转,我们应充分重视视力保护,养成良好的用眼习惯,加强眼科疾病防治及照护工作。

任务目标

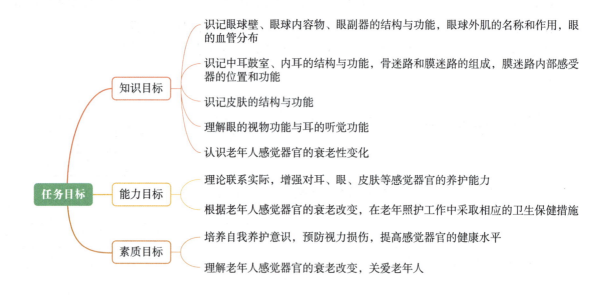

- 知识目标
  - 识记眼球壁、眼球内容物、眼副器的结构与功能,眼球外肌的名称和作用,眼的血管分布
  - 识记中耳鼓室、内耳的结构与功能,骨迷路和膜迷路的组成,膜迷路内部感受器的位置和功能
  - 识记皮肤的结构与功能
  - 理解眼的视物功能与耳的听觉功能
  - 认识老年人感觉器官的衰老性变化
- 能力目标
  - 理论联系实际,增强对耳、眼、皮肤等感觉器官的养护能力
  - 根据老年人感觉器官的衰老改变,在老年照护工作中采取相应的卫生保健措施
- 素质目标
  - 培养自我养护意识,预防视力损伤,提高感觉器官的健康水平
  - 理解老年人感觉器官的衰老改变,关爱老年人

核心概念

感觉器官　眼　耳　皮肤

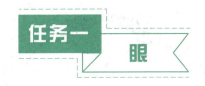

任务一　眼

案例导入

患者,女性,58岁,自诉近3个月来眼睛看近物时模糊,但视远物时却很清楚。到医院眼科就诊,诊断为老视,即"老花眼"。

思考1:什么是老视?为什么老视视近物模糊,视远物清楚呢?

思考2:眼的正常形态结构如何?眼如何实现视物功能?老年人眼结构有何变化?

学习内容

一、眼球

眼球位于眶内,近似球体,包括眼球壁及眼球内容物2个部分(图4-1)。

1. 眼球壁

眼球壁由外向内依次为纤维膜、血管膜和视网膜3层结构(图4-1)。

(1) 纤维膜

纤维膜(fibrous tunic of eyeball)由致密结缔组织构成,具有维持眼球外形和保护眼球内容物的作用。由前向后依次分为角膜和巩膜2个部分。

①角膜:占纤维膜的前1/6,略向前凸,无色透明。角膜内无血管分布,但有丰富的感觉神经末梢,因此感觉敏锐。当角膜发生病变时,疼痛剧烈。

②巩膜:占纤维膜的后5/6,不透明,呈乳白色,厚而坚韧。巩膜与角膜交界处的深部有一环形细管,称巩膜静脉窦,是房水回流入静脉的通道。

(2) 血管膜

血管膜(vascular tunic of eyeball)由疏松结缔组织构成,含有丰富的血管和色素细胞,具有营养眼球和遮光的作用。由前向后可分为虹膜、睫状体和脉络膜3部分。

①虹膜:位于血管膜的前部,角膜的后方,呈圆盘状,中央有一圆孔,称瞳孔。虹膜的颜色依色素的多少而定,因种族或个体而异,表现为黑、棕、蓝、灰或棕褐色。虹膜内有2种不同方向走行的平滑肌,一种是瞳孔括约肌,呈环形,包绕在瞳孔周围,收缩时使瞳孔缩小;另一种是瞳孔开大肌,呈辐射状排列,收缩时使瞳孔开大。

②睫状体:位于虹膜与脉络膜之间,是血管膜最肥厚的部分。睫状体发出细丝状的睫状小带与晶状体周缘相连。睫状体内含环形增厚的睫状肌,通过睫状肌的收缩与舒张,牵动睫状小带,实现晶状体曲度的调节。

③脉络膜:占血管膜的后2/3,富含血管和色素细胞,血管对眼球起营养作用,色素细胞可以吸收眼球内分散的光线,防止光线反射而扰乱视觉物像。

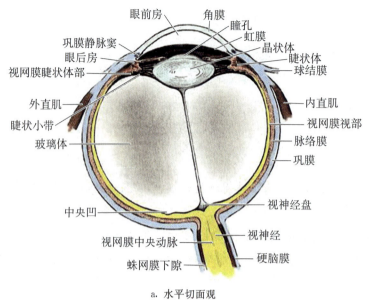

a. 水平切面观

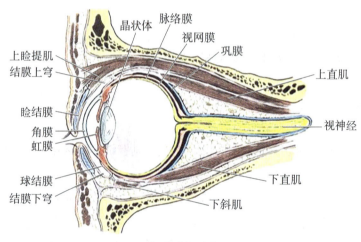

b. 矢状切面观

图 4-1 眼眶和眼球结构图

（3）视网膜

视网膜（retina）为眼球壁的最内层。视网膜视部有感光作用，其后部有一直径约 1.5 mm 的白色圆形隆起称视神经盘，又称视神经乳头，此处无感光细胞，称生理盲点。在视神经盘颞侧稍下方约 3.5 mm 处有一黄色小区，称黄斑。黄斑中央有一凹陷称中央凹，是视网膜视部感光最敏锐的部位（图 4-2）。

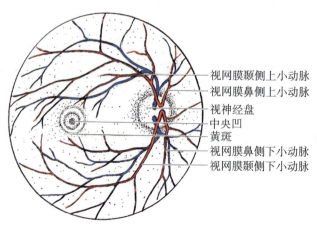

图 4-2 右眼底

2. 眼球内容物

眼球内容物包括房水、晶状体和玻璃体（图4-1）。这些结构和角膜都具有屈光作用，与角膜共同组成眼球的屈光系统。

（1）房水

房水是充满于眼房内的无色透明液体。眼房是角膜与晶状体之间的不规则腔隙，被虹膜分为前房和后房，前房与后房之间借瞳孔相通。房水由睫状体产生，进入眼房后，经瞳孔流到前房，再由前房角渗入巩膜静脉窦，最后汇入眼静脉，实现不断地循环更新。若房水循环障碍，房水则滞留在眼房内，使眼内压增高，压迫视网膜，导致视力减退或失明，临床上称青光眼。

（2）晶状体

晶状体紧靠虹膜后方，呈双凸透镜状，无色透明，富有弹性。若因代谢和外伤导致晶状体发生混浊而影响视力，临床上称白内障。晶状体通过睫状小带与睫状体相连，晶状体的曲度可随睫状肌的舒缩而改变。

老年性青光眼

（3）玻璃体

玻璃体位于晶状体与视网膜之间，为无色透明的胶状物。

二、眼副器

眼副器包括眼睑、结膜、泪器、眼球外肌等结构，有保护、运动和支持眼球的功能。

1. 眼睑

眼睑分上睑和下睑，有保护眼球的作用。上、下睑之间的裂隙称睑裂。睑裂的内、外侧端分别称内眦和外眦。眼睑的游离缘称睑缘，睑缘长有睫毛，睫毛根部的皮脂腺称睑缘腺，它开口于睫毛毛囊，发炎肿胀时形成麦粒肿。

眼睑由浅至深分为5层，依次为皮肤、皮下组织、肌层、睑板和睑结膜。睑板内有睑板腺，睑板腺的导管开口于睑缘，分泌物有润滑睑缘和保护角膜的作用，若其导管阻塞，可致睑板腺囊肿，即霰粒肿。

2. 结膜

结膜是薄而透明的黏膜，衬于眼睑的内表面和巩膜前部的表面。其中，衬于眼睑内表面的部分称睑结膜，富含血管；覆盖于巩膜前部表面的部分称球结膜。沙眼和结膜炎是结膜的常见疾病。

沙眼、结膜炎、干眼症

3. 泪器

泪器由泪腺和泪道组成（图4-3）。

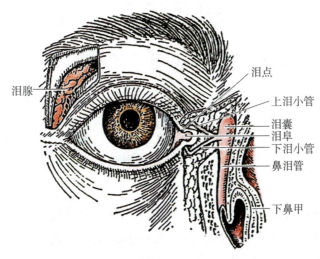

图4-3 泪器

（1）泪腺

泪腺位于眶上壁前外侧的泪腺窝内，有10~20条排泄管，开口于结膜上穹外侧部。泪腺分泌的泪液，可湿润和清洁眼球，对眼球起保护作用。此外，泪液还有杀菌作用。

（2）泪道

泪道包括泪点、泪小管、泪囊和鼻泪管。

4. 眼球外肌

眼球外肌包括6块运动眼球肌和1块提上睑肌，均为骨骼肌。运动眼球的肌有内直肌、外直肌、上直肌、下直肌、上斜肌和下斜肌（图4-4）。眼球的正常转动，是由这6块肌协同作用的结果。

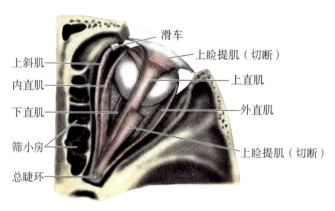

图4-4 眼球外肌（上面观）

三、眼的血管

1. 眼动脉

眼动脉起自于颈内动脉颅内段，与视神经一起经视神经管入眶，在眶内发出分支分布于眼球壁、眼球外肌、泪腺和眼睑等。其中，最重要的分支为视网膜中央动脉（图4-5）。

老年性眼底动脉硬化

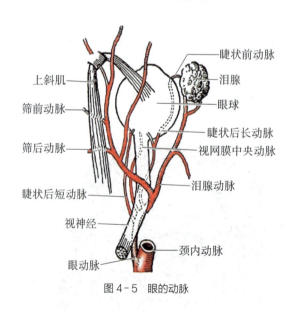

图4-5 眼的动脉

2. 眼静脉

眶内的血液主要通过眼静脉回流，其属支的收集范围与眼动脉分支的分布范围一致，其中包括与视网膜中央动脉及其分支伴行的同名静脉。眼的静脉无静脉瓣，向前在内眦处与面静脉相吻合，向后注入海绵窦，当面部感染处理不当时，可引起眶内或颅内感染。

四、眼的视物功能

眼的视物功能包括折光和感光。折光系统的功能是将外界物体发出的可见光经过折射,在视网膜上形成清晰的物像;感光系统的功能是将光能转化成视神经上的神经冲动,经视觉传导通路传入大脑视觉中枢后,产生视觉。

1. 眼的折光功能

(1) 折光原理

眼的折光系统是一个非常复杂的光学系统,由多个折光率不同的光学介质和多个曲率半径不同的折光面组成,包括角膜、房水、晶状体和玻璃体。物体发出的平行光线在正常人眼内经过多次折射后,聚焦在视网膜上,形成清晰的物像,其原理与凸透镜成像相似。

当人眼看6 m以外的远处物体时,物体上任意一点发出的所有进入眼球的光线可以近似地认为是平行光线,正常人眼不需要进行任何调节就可以在视网膜上形成清晰的物像。而当人眼看6 m以内的近处物体时,进入眼内的光线呈不同程度的辐散。经折射后聚焦于视网膜的后方,不能在视网膜上清晰成像。为看清6 m以内的物体,眼需进行折光调节。眼的折光调节包括晶状体调节、瞳孔调节和双眼球会聚,3种调节方式同时进行,其中以晶状体调节最为重要。

看远处物体时,晶状体呈现相对扁平的状态。看近处物体时,睫状肌收缩,睫状小带变松弛,晶状体前后变凸,折光能力增强,使物像前移,成像于视网膜上。物体距离眼睛越近,发出的光线辐散程度就越大,晶状体就需要做更大程度的调节,睫状肌也就需要做更大程度的收缩。所以,如果长时间地盯着近处物体看,眼睛容易感觉疲劳,甚至疼痛。

晶状体的调节能力是有限的,其大小取决于晶状体的弹性,弹性越好,调节能力就越强,能看清物体的最近距离就越短。随着年龄的增长,晶状体的弹性逐渐减退,晶状体的调节能力随之减弱。

(2) 折光异常

正常人眼经过调节,能成像于视网膜上并产生清晰的视觉,称为正视眼。如果眼的折光能力异常或眼球形态异常,使外来光线不能在视网膜上聚焦成像,导致视物模糊不清或变形,称非正视眼,也称屈光不正,包括近视、远视和散光3种情况(表4-1)。

表4-1 常见折光异常的原因及纠正方法

折光异常	产生原因	矫正方法
近视	眼球前后径过长或折光系统的折光能力过强,使物体发出的平行光线聚焦在视网膜之前	佩戴适度的凹透镜
远视	眼球前后径过短或折光系统的折光能力过弱,使物体发出的平行光线聚焦在视网膜之后	佩戴适度的凸透镜
散光	角膜表面不呈正球面,表面不同方位的曲率半径不等,使平行光线不能聚焦在视网膜上,造成视物不清或物像变形	佩戴适度的柱面镜

2. 眼的感光功能

感光细胞感受光的刺激,并将光能转化为动作电位,经视神经纤维传入视觉中枢,经分析处理产生视觉。感光细胞包括视锥细胞和视杆细胞,前者具有感受强光和辨色的能力,后者仅能感受弱光,不能辨别颜色。下面简单介绍视杆细胞的感光功能。

夜盲症

视杆细胞中含有的感光物质称视紫红质(rhodopsin)。视紫红质在光照时迅速分解为视蛋白和视黄醛,诱导视杆细胞产生电流变化,从而完成视网膜的感光换能作用。

视紫红质的光化学反应是可逆的,光照时分解,在暗处又重新合成。在视紫红质的合成与分解过程中,会有一部分视黄醛被消耗掉,这就要由维生素 A 来补充。因此,若长期维生素 A 摄取不足,会影响人在暗处的视力,导致夜盲症的发生。

五、老年人眼的结构变化

5 种会致盲的危险眼病

老年人由于眼部肌肉弹性减弱、眼眶内的脂肪组织减少等原因,可出现眼球向内凹陷,眼睑皮肤松弛,上眼睑下垂,下眼睑可发生脂肪袋状膨出,即眼袋。泪腺分泌泪液减少,可使角膜失去光泽。60 岁以上的老年人在角膜边缘可出现灰白色环状类脂质沉积,通常称"老人环"。

老年人瞳孔括约肌的张力相对增强,使瞳孔处于缩小状态,进入眼内的光线逐渐减少,视野明显缩小,因此老年人对强光特别敏感,到室外时往往感觉光线刺眼,由明到暗时感觉视物困难。

视网膜的老化主要是视网膜周边带变薄,出现老年性黄斑变性。视网膜色素上皮层变薄和玻璃体的牵引,增加了老年人视网膜剥离的危险。老年人晶状体调节功能和聚焦功能逐渐减退,视近物能力下降,出现老视(presbyopia)。晶状体中非水溶性蛋白逐渐增多而出现晶状体浑浊,使晶状体的透光度减弱,增加了老年性白内障的发病率。玻璃体因衰老而失水,色泽改变,包含体增多,可引起"飞蚊症"。

巩固提高

问题 1: 常见的折光异常如何纠正?

问题 2: 老花眼与远视有何不同?

问题 3: 如何预防近视?

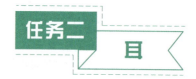

任务二 耳

案例导入

患者,女性,56 岁,因右耳流脓伴听力下降、发热到医院就诊,自诉 7 天前感冒,有咽痛、鼻塞、咳嗽等症状,未规范治疗。检查发现右耳外耳道有脓性分泌物,鼓膜紧张部穿孔、充血肿胀,右耳传导性听力下降。血常规检查显示,白细胞明显增高,中性粒细胞比例增高达 82%。初步诊断为急性化脓性中耳炎。

思考 1: 患者的中耳炎与 7 天前的感冒有没有关系呢?为什么急性化脓性中耳炎会引起患者听力下降?

思考 2: 耳的正常形态结构如何?耳有何功能?老年人耳的形态与功能有何变化?

学习内容

耳又称前庭蜗器(vestibulocochlear organ),是位觉和听觉器官。耳按部位分为外耳、中耳和内耳 3 个部分(图 4-6)。外耳和中耳是收集和传导声波的装置,内耳有听觉和位置觉感受器。

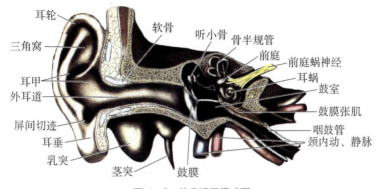

图 4-6 前庭蜗器模式图

一、外耳

外耳包括耳郭、外耳道和鼓膜 3 个部分。

1. 耳郭

耳郭位于头部两侧,大部分以弹性软骨为支架,表面覆盖皮肤,有收集声波的作用。

2. 外耳道

外耳道为外耳门至鼓膜之间的弯曲管道,其外侧 1/3 为软骨部,内侧 2/3 为骨部。外耳道皮肤较薄,内含毛囊、皮脂腺和耵聍腺,耵聍腺的分泌物为黄褐色黏稠液体,干燥后形成痂块,称为耵聍。外耳道皮下组织极少,皮肤与骨膜、软骨膜结合紧密,不易移动,故外耳道发生疖肿时,因张力较大而会导致疼痛剧烈。

3. 鼓膜

鼓膜(tympanic membrane)是位于鼓室与外耳道之间的椭圆形半透明薄膜。

二、中耳

中耳位于外耳和内耳之间,大部分在颞骨岩部内,包括鼓室、咽鼓管、乳突窦和乳突小房。

1. 鼓室

鼓室是颞骨岩部内不规则含气的小腔(图 4-7)。鼓室内有 3 块听小骨,由外向内依次为锤骨、砧骨和镫骨。3 块骨借关节相连构成听骨链。当声波振动鼓膜时,引起听骨链杠杆运动,使镫骨底在前庭窗做

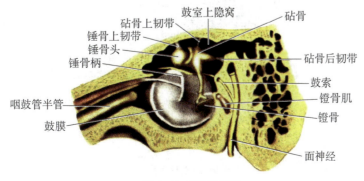

图 4-7 鼓室外侧壁

向内或向外运动,将声波的振动从鼓膜传递到内耳。

2. 咽鼓管

咽鼓管是连通咽与鼓室的管道(图4-6)。咽鼓管鼓室口开口于鼓室前壁,咽鼓管咽口开口于鼻咽侧壁,其作用是维持鼓室与外界大气压的平衡,有利于鼓膜的正常振动。咽部感染易经此管蔓延至鼓室,引起中耳炎。

三、内耳

内耳又称迷路,由骨迷路和膜迷路组成。骨迷路是颞骨岩部内的骨性隧道;膜迷路套在骨迷路内,由互相连通的膜性小管和小囊组成。骨迷路与膜迷路之间有间隙,其内充满外淋巴,膜迷路内含内淋巴,内、外淋巴之间互不相通。

1. 骨迷路

骨迷路分为骨半规管、前庭和耳蜗3部分,它们彼此连通(图4-8)。

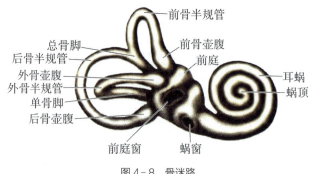

图4-8 骨迷路

（1）骨半规管

骨半规管位于骨迷路的后部,由3个相互垂直排列的半环形小管组成,分别称为前、后、外骨半规管。

（2）前庭

前庭位于骨迷路中部的空腔,其上有前庭窗和蜗窗。前壁通向耳蜗,后壁与3个骨半规管相通。

（3）耳蜗

耳蜗位于前庭的前内侧,形似蜗牛壳,由蜗螺旋管环绕蜗轴约两圈半形成(图4-9)。自蜗轴向蜗螺旋管内伸出的骨板称骨螺旋板,骨螺旋板与膜迷路的蜗管将蜗螺旋管分隔为上、下2个部分,上部称前庭阶,下部称鼓阶。前庭阶通到前庭正对前庭窗,鼓阶通到前庭正对蜗窗。

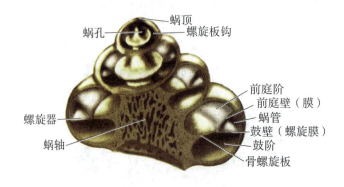

图4-9 耳蜗切面

2. 膜迷路

膜迷路由膜半规管、椭圆囊和球囊、蜗管3个部分组成(图4-10)。

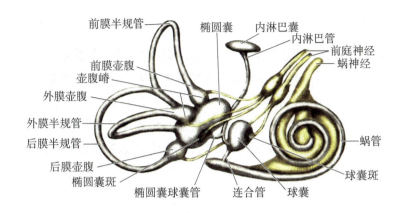

图4-10 膜迷路

（1）膜半规管

膜半规管位于同名的骨半规管内，形状与骨半规管相似。每管在骨壶腹内的部分也相应膨大，称膜壶腹。管壁有一嵴状隆起，称壶腹嵴，是位置觉感受器，能感受头部旋转变速运动的刺激。

（2）椭圆囊和球囊

椭圆囊和球囊为2个膜性小囊，位于前庭内。两囊壁内分别有椭圆囊斑和球囊斑，均为位置觉感受器，能感受直线变速运动的刺激。

（3）蜗管

蜗管位于蜗螺旋管内的膜管，其横断面呈三角形，随蜗螺旋管旋转两圈半。蜗管的上壁和下壁分别称前庭膜和螺旋膜。在螺旋膜上有螺旋器，又称Corti器，为听觉感受器，能感受声波刺激。

（4）声波的传导途径

声波传入内耳有2条途径，即空气传导和骨传导。骨传导是指声波通过振动颅骨传入内耳，其效能很低。正常情况下，声波传入内耳以空气传导为主。声波经耳郭、外耳道引起鼓膜振动，中耳的听小骨链将鼓膜振动传至前庭窗，引起前庭外淋巴的波动，波动传导至鼓阶，引起鼓阶外淋巴波动，鼓阶外淋巴的波动进而引起蜗管的内淋巴波动和螺旋膜的振动，刺激螺旋器产生神经冲动，经蜗神经传入脑的听觉中枢，产生听觉。

四、耳的听觉功能

声波经过外耳和中耳传到内耳，引起内耳淋巴的振动，再经过耳蜗的感音换能作用，将声波的机械能转变为听神经纤维上的神经冲动，再传到大脑皮层听觉中枢后，最终形成听觉。因此，听觉是由耳、听神经和大脑皮层听觉中枢共同活动完成的。

1. 外耳与中耳的传音功能

（1）外耳的集音与放大功能

外耳的耳郭具有收集声波的作用，许多动物的耳郭还能运动，帮助辨别声源的方向。声波由外耳道传导至鼓膜之前，可在外耳道腔内反复反射叠加，称共鸣效应，到达鼓膜时其强度可增加约10倍。

（2）中耳的放大功能

中耳的主要功能是将声波振动能量高效地传入内耳，中耳可将鼓膜振动放大约22倍，在声波传递过程中起着重要的放大作用。

耳聋的鉴别

2. 内耳耳蜗的感音功能

耳蜗的功能是感音换能,即将中耳传递来的声波振动转变成听神经上的神经冲动。

五、老年人耳的结构变化

老年人的耳郭软骨和软骨膜的弹性纤维减少,弹性减退,容易受到外伤的损害。耳郭表面皱襞松弛,凹窝变浅,收集声波和辨别声音方向的能力降低。外耳道神经末梢萎缩,导致感音迟钝,中耳和内耳的骨质逐渐变硬和增生,鼓膜变厚、变硬,失去弹性。

老年人的蜗神经功能逐渐减退,声波从内耳传至脑部的功能障碍,使老年人听力逐渐丧失,导致老年耳聋。内耳血管的管壁增厚、管腔缩小,导致内耳缺血,可促使老年耳聋的发生和发展。老年性耳鸣是耳结构改变的结果。

巩固提高

问题 1: 咽鼓管有何功能?

问题 2: 简述听觉产生的过程。

问题 3: 简述中耳的传音功能及原理。

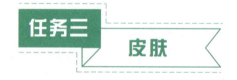

任务三 皮肤

案例导入

患者,男性,72 岁,主诉身上皮肤瘙痒,冬天加重,特别是夜晚睡觉时更明显,越挠越痒,越痒越挠,直至被抓破或掐痛,才能稍稍止痒。初步诊断为老年性皮肤瘙痒症。

思考 1: 为什么老年人容易出现皮肤瘙痒?
思考 2: 皮肤的正常形态结构与功能如何?老年人皮肤结构与功能有何变化?

学习内容

皮肤覆盖全身表面,借皮下组织与深部组织相连。皮肤的厚度依部位不同有所差异,以手掌及足底最厚,腋窝和面部最薄。皮肤有毛、皮脂腺、汗腺和指(趾)甲等皮肤附属器。皮肤具有保护、吸收、排泄、感觉、调节体温以及参与物质代谢等作用。

一、皮肤的结构

皮肤由表皮和真皮 2 个部分组成。

1. 表皮

表皮（epidermis）位于皮肤的浅层，由角化的复层扁平上皮组成。

2. 真皮

真皮（dermis）位于表皮与皮下组织之间，由致密结缔组织组成。真皮分为乳头层和网状层，两者互相移行，无明显界限。乳头层呈乳头状突向表皮，称真皮乳头。乳头的形成增加了真皮与表皮的接触面积，乳头内含丰富的毛细血管，有利于供给表皮营养物质和运出代谢产物，有些乳头内还含有游离神经末梢和触觉小体。网状层由粗大的胶原纤维束交织成网，并含有许多弹性纤维，使皮肤有较大的韧性和弹性。此层内有较粗大的血管、淋巴管、神经纤维、毛囊、皮脂腺和汗腺等，并有环层小体。

二、皮肤的附属器

1. 毛

体表皮肤除手掌、足底等处外，均有毛分布。毛的粗细、长短根据所在部位、年龄、性别及生理状态而有差异。与皮肤表面呈钝角的一侧，有一束平滑肌纤维，连于毛囊和真皮乳头层之间，称立毛肌。立毛肌受交感神经支配，收缩时使毛竖立。

2. 皮脂腺

皮脂腺是一种分支泡状腺，位于立毛肌与毛囊之间，导管较短，多开口于毛囊上端，或直接开口于皮肤表面。皮脂腺分泌的皮脂有柔润皮肤和保护毛发的作用。

老年性皮脂腺增生

3. 汗腺

汗腺是弯曲的单管状腺，遍布全身各处，以手掌、足底和腋窝等处最多。

4. 指（趾）甲

指（趾）甲位于手指和足趾的背面，由多层排列紧密的角化上皮细胞组成。

三、老年人皮肤的结构变化

老年人皮肤脂肪减少，弹力纤维变性、缩短，使皮肤松弛、弹性差，出现皮肤皱纹。面部皱纹出现最早，尤其是额部皱纹。眼角外侧和颞部的皱纹呈放射状，称鱼尾纹。50岁以后，口唇以下的皱纹及鼻唇沟逐渐加深。

老年人皮脂腺减少、萎缩，皮脂分泌减少，皮脂的成分也在改变，使皮肤表面干燥、粗糙、无光泽并伴有脱屑。同时，汗腺减少，汗液分泌减少，皮肤也变得干燥，皮肤的排泄功能和体温调节功能降低。皮肤受周围环境的刺激，易诱发瘙痒，老年性皮肤瘙痒症是老年人皮肤结构改变的结果。

老年人皮肤压疮

老年人皮肤的表皮层变薄、细胞层数变少、再生缓慢、抵抗力下降，易受机械、物理、化学等刺激而损伤，长期卧床的老年人易出现压疮。老年人皮肤色素沉着增加，可出现许多色素沉着性斑片，即老年性色素斑。皮肤中感受外界环境的细胞数量减少，对冷、热、痛觉、触觉等反应迟钝。老年人皮肤的毛细血管较稀疏，导致面部皮肤变得苍白。组织血管脆性增加，容易发生出血现象，导致老年性紫癜等。

老年性紫癜

巩固提高

问题：根据老年人皮肤的特点，说一说如何加强老年人的皮肤护理？

项目五

脉管系统

 项目导读

在我们的身体里,藏着一个精密又神奇的"运输网络",它就是脉管系统。它像城市里的交通脉络,昼夜不停,把营养和 O_2 送往全身,又将代谢废物及时清运。当我们运动后心跳加速,那是脉管系统在全力"奔跑",为肌肉输送能量;上呼吸道感染时,白细胞通过脉管快速奔赴"战场",抵御病菌……同学们,就让我们深入探索脉管系统,揭开它维持生命运转的神秘面纱吧!

脉管系统包括心血管系统和淋巴管系统 2 个部分,是一套连续而封闭的管道系统。脉管系统的主要功能是物质运输,即把从肺摄入的 O_2 和消化系统吸收的营养物质运送至全身各器官、组织和细胞进行代谢利用,同时又将其代谢产物如 CO_2、尿酸、尿素、肌酐等运送至肺、肾、皮肤等器官排出体外,从而维持机体新陈代谢的正常进行。机体分泌的激素也通过脉管系统运送至靶器官和靶细胞,从而实现体液调节。此外,脉管系统对维持人体内环境的相对稳定以及机体防御能力等均起重要作用。

任务目标

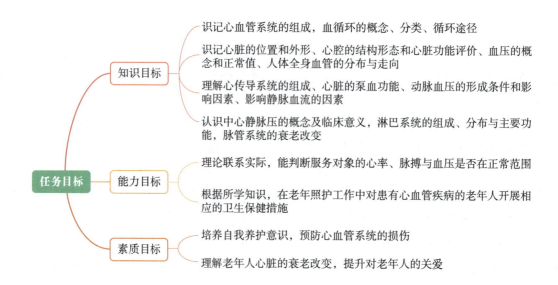

核心概念

心脏　血管　血液循环　淋巴管道　血压

任务一 心血管系统概述

案例导入

女性,35岁,近期由于天气变化出现鼻塞、流涕、咳嗽、咽喉肿痛明显等症状,伴发热。血常规检查提示,白细胞增高,中性粒细胞比例升高。初步诊断为上呼吸道感染。遵医嘱进行静脉输注头孢类抗生素(皮试结果为阴性)。

思考1:静脉给药,药物如何到达上呼吸道发挥药效?

思考2:心血管系统由什么组成?何谓血液循环?

学习内容

一、心血管系统的组成

心血管系统(cardiovascular system)由心和血管组成。血管包括动脉、静脉和毛细血管。

1. 心

心(heart)是一个中空的肌性器官,主要由心肌构成,被房间隔和室间隔分为互不相通的左、右2个半心,每侧半心又可分为后上方的心房和前下方的心室2个部分,同侧的心房和心室借房室口相通。心房接收静脉,心室发出动脉,在房室口和动脉口均有瓣膜,顺血流开启,逆血流关闭,保证血液在心内的定向流动。心有节律地搏动,推动血液循环,是血液循环的动力器官。

2. 动脉

动脉(artery)是引导血液离心的管道。根据管径的粗细,动脉可分为大动脉、中动脉、小动脉和微动脉,但其间并无明显的界线。动脉管壁的结构特点与其功能密切相关。大动脉管壁弹性纤维较多,当心室舒张时,大动脉借弹性回缩,推动血液继续向前流动。中动脉和小动脉管壁平滑肌较发达,尤其是小动脉可通过平滑肌的收缩和舒张,改变管径的大小,调节血压和局部器官的血液供应。

3. 静脉

静脉(vein)是引导血液回心的管道。静脉始于毛细血管,在回心的途中不断接受属支,越汇越粗,最终注入心房。根据管径的粗细,静脉可分为大静脉、中静脉、小静脉和微静脉。与同等动脉相比,静脉管壁较薄,弹性小,血液流速慢,血容量大。

4. 毛细血管

毛细血管(capillary)介于微动脉和微静脉之间,互连成网,其管径约为6~8μm。毛细血管分布广泛,除外角膜、毛发、软骨、晶状体、牙釉质和被覆上皮外,遍布全身各部。毛细血管管壁薄、通透性大、管径小,血液流速慢,是血液与组织、细胞进行物质交换的场所。器官内毛细血管的密集程度与器官的功能密切相关。代谢旺盛的器官,其毛细血管分布密集;代谢功能相对较低的器官,毛细血管分布稀疏。

二、血液循环

血液由心室射出,流经动脉、毛细血管、静脉、再返回心房,这种周而复始、循环往复的流动称血液循环。根据途径和功能的不同,血液循环可分为体循环和肺循环。2个循环同时进行、彼此相通(图5-1)。

静脉输液

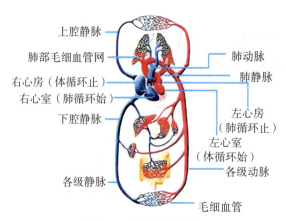

图 5-1 血液循环示意图

1. 体循环

体循环中携带 O_2 和营养物质的血液自左心室射入主动脉,再经主动脉各级分支流向全身各处毛细血管,在此进行物质交换,O_2 和营养物质透过毛细血管壁进入组织间隙,供组织和细胞所利用;同时,组织和细胞代谢产生的代谢产物和 CO_2 进入血液,再经各级静脉,最后经上、下腔静脉和心的冠状窦汇入右心房。体循环的特点是路程长、流经范围广、压力高,主要经此完成物质交换。

2. 肺循环

肺循环中由体循环回心的静脉血从右心房进入右心室,自右心室射入肺动脉,经肺动脉各级分支至肺泡周围的毛细血管,在此进行气体交换。此后,血液沿着各级静脉,最后经左、右肺静脉流回左心房。肺循环的特点是路程短、只经过肺、压力相对较低,主要经此完成气体交换。

巩固提高

老年人血管的特点

问题 1:体循环路径是怎样的?
_____
_____

问题 2:如何保护心血管,预防心血管疾病?
_____

血管的老化

问题 3:针对心血管疾病患者,应从哪些方面加强照护?
_____
_____

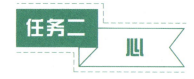

任务二 心

案例导入

女性,56 岁,患者自诉 2 年来反复出现胸骨后疼痛,呈压迫感,多因情绪激动或劳累诱发,每次发作 3~5 分钟,休息后症状可自行缓解。经完善相关检查后,诊断为冠心病。

思考1:何为冠心病?患者出现胸痛的原因是什么?

思考2:心脏有几个腔室?心脏如何实现泵血功能?老年人的心脏有何衰老性改变?

学习内容

一、心的位置和外形

心位于胸腔中纵隔内,外裹以心包,约2/3位于身体正中线的左侧,1/3位于身体正中线的右侧。心前面大部分被肺和胸膜遮盖,后方平对第5~8胸椎,两侧为纵隔胸膜,上方连有出入心的大血管,下方邻膈。心的长轴由右上斜向左下,与身体正中线呈45°(图5-2)。

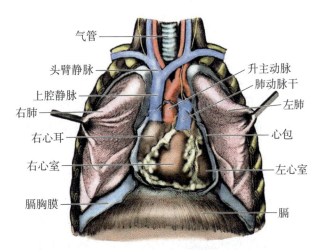

图5-2 心的位置

心呈前后略扁、倒置的圆锥体,具有一尖、一底、两面、三缘以及四条沟(图5-3)。

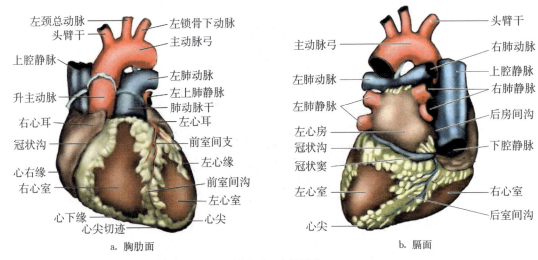

a. 胸肋面　　　　　　b. 膈面

图5-3 心的外形

1. 心尖

由左心室构成,朝向左前下方,其体表投影位于左侧第5肋间隙,左锁骨中线内侧1~2 cm处,在此可触及心尖搏动。

2. 心底

朝向右后上方,与出入心的大血管相连。

3. 胸肋面和膈面

心的前面与胸骨体和第4~6肋软骨相对,又称胸肋面。下面与膈相对,又称膈面。

4. 三缘

心的右缘近似垂直,由右心房构成。左缘圆钝,大部分为左心室,小部分为左心耳。下缘近水平位较锐利,由右心室和左心室构成。

5. 四条沟

在心表面靠近心底处有一几乎成环形的冠状沟,是心房与心室在心表面的分界。在心的胸肋面和膈面各有1条自冠状沟向心尖延伸的浅沟,分别称为前室间沟和后室间沟。前室间沟和后室间沟是左、右心室在心表面的分界。在心底,右心房与右上、下肺静脉交界处的浅沟称为房间沟。

二、心腔的结构

1. 右心房

右心房(right atrium)构成心的右上部分,腔大壁薄。右心房有3个入口,上壁有上腔静脉口,下壁有下腔静脉口,分别导入人体上半身和下半身回流的静脉血,在下腔静脉口与右房室口之间有冠状窦口,心的静脉血主要由此回流至右心房。右心房的出口为右房室口,位于右心房的前下方,通向右心室。

2. 右心室

右心室(right ventricle)位于右心房的左前下方,构成心前面的大部分。右心室的入口是右房室口,其周围有三尖瓣环围绕。三尖瓣环附有3个近似三角形的瓣叶,称三尖瓣,分别为前尖、后尖和隔侧尖。当右心室收缩时,由于血流的推挤作用,三尖瓣对合,右房室口关闭,可防止血液由右心室逆流入右心房。

右心室的出口为肺动脉口,其周围有肺动脉环围绕。肺动脉环附有3个袋口朝上的半月形瓣膜,称肺动脉瓣。当右心室收缩时,血液冲开肺动脉瓣进入肺动脉干;当右心室舒张时,肺动脉瓣关闭,可防止肺动脉干内的血液逆流回右心室(图5-4)。

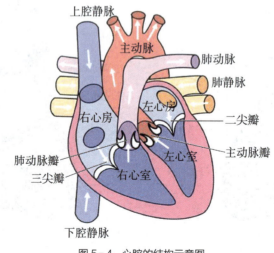

图5-4 心腔的结构示意图

3. 左心房

左心房(left atrium)位于右心房的左后方,是4个心腔中最靠后的部分,后方与食管相毗邻。左心房后部的两侧各有2个入口,称肺静脉口,汇入由肺回流的动脉血。左心房前下方的出口为左房室口,通左心室。

4. 左心室

左心室(left ventricle)位于右心室左后方,左心室的入口为左房室口,其周围有二尖瓣环围绕。二尖瓣环上附有2片近似三角形的瓣膜,称二尖瓣。当左心室收缩时,由于血流的推挤作用,二尖瓣对合,左房室口关闭,可防止血液由左心室逆流入左心房。

左心室的出口为主动脉口,其周围有主动脉环围绕。主动脉环附有3个袋口朝上的半月形瓣膜,称主动脉瓣。当左心室收缩时,血液冲开主动脉瓣进入主动脉;当左心室舒张时,主动脉瓣关闭,可防止主动脉内的血液逆流回左心室。

心如同一个"血泵",瓣膜类似泵的闸门,保证心内血液的定向流动。左、右心房和左、右心室的收缩与舒张是同步的,心室收缩射血时,二尖瓣和三尖瓣关闭,主动脉瓣和肺动脉瓣开放,血液由心室射入动脉;心室舒张充盈时,二尖瓣和三尖瓣开放,主动脉瓣和肺动脉瓣关闭,血液由心房进入心室。

三、心传导系统

心传导系统是心脏内由特殊心肌细胞构成的结构,包括窦房结、房室结、房室束、左右束支、浦肯野纤维网,负责产生和传导兴奋,控制心脏的节律性收缩(图5-5)。心传导系统的病变会导致各种类型的心律失常。

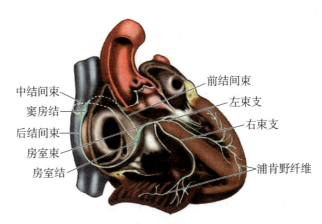

图5-5 心传导系统示意图

四、心的血管

供应心脏的血管主要包括左、右冠状动脉(图5-6)。

左冠状动脉起自主动脉左窦,经左心耳与肺动脉之间向左行,随即分支为前室间支(前降支)和旋支。前室间支沿前室间沟走行,分布于左、右心室前壁以及室间隔前2/3。旋支则分布于左心房和左心室壁。

右冠状动脉起自主动脉右窦,经右心耳与肺动脉之间入冠状沟,在房室交点处分支为后室间支(后降支)和右旋支(或左室后支)。右冠状动脉主要分布于右心房、右心室前壁大部、右室侧壁、右室后壁及左室后壁的一部分,还包括室间隔后1/3、窦房结和房室结等。

当冠脉因粥样硬化或痉挛而出现狭窄时,可引起相应供血区域出现心肌缺血,一旦冠脉发生完全闭塞,即可引起心肌梗死。

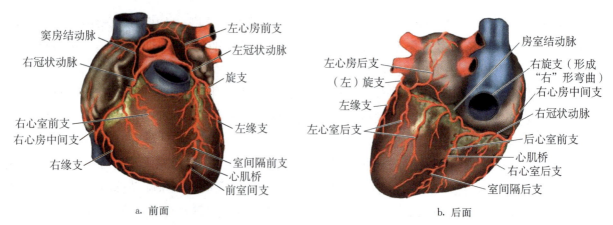

图 5-6 心的动脉

五、心脏结构形态的衰老改变

心肌细胞总数量从 30～40 岁开始,随着年龄增加而逐渐减少。但由于心包下脂肪含量的增加、心内膜增厚等因素的影响,老年人的心反而比健康青年人的略大。老年人的心构型最明显的改变是左心室肥厚,左心腔相对变小,但左心横径加大。心肌细胞肥大常可使心肌收缩性下降,构成了老年人心泵功能改变的形态学基础。老年人心的结缔组织、心肌间质常发生退行性变化和硬化,常见有小的钙化灶。另外,老年人的心传导系统也发生退行性改变,表现为窦房结起搏细胞明显减少,房室结纤维组织增生和浦肯野细胞减少等。

六、心脏的泵血功能

1. 心动周期与心率

心房或心室每收缩和舒张一次所构成的机械活动周期,称一个心动周期(cardiac cycle)或称一次心跳,包括收缩期(systole)和舒张期(diastole)。一个心动周期中,首先是两心房同时收缩;心房开始舒张后,两心室同时收缩;在心室舒张的后期,心房又开始收缩。每分钟心动周期的次数称为心率,正常人为 60～100 次/分。心动周期的时间长短取决于心率,两者成反比关系。总体上,心室的活动周期(收缩期和舒张期)长于心房的活动周期。心室舒张期的时间长于收缩期,有利于心室的充盈和血液的回流。心率加快时,心动周期缩短,其中舒张期缩短的比例大于收缩期。

2. 心脏泵血的过程

(1) 心房收缩期

持续约 0.1 秒。心房开始收缩,将血液推入心室,此时心房内压力逐渐升高,心室内压力降低。

(2) 心室收缩期

①等容收缩期:心室开始收缩但心室瓣膜仍关闭,心室内血液量保持不变,心室内压力逐渐上升。

②快速射血期:心室继续收缩,室内压急剧上升,很快超过主动脉压和肺动脉压,两侧半月瓣被冲开,血液射入主动脉和肺动脉并很快达到最大速率。

③减慢射血期:心室收缩力量和室内压开始减小,射血速度减慢。

(3) 心室舒张期

①等容舒张期:心室开始舒张,室内压下降,但仍高于心房内压,房室瓣仍处于关闭状态,心室容积不变。

②快速充盈期:心室压力继续降低,低于心房内压时,房室瓣开放,血液迅速从心房流入心室。

③减慢充盈期:随着心室血液的快速充盈,静脉内血液经心房回流入心室的速度逐渐减慢,心室容积进一步增大。

3. 心脏泵血功能的评价

临床上常用以下指标对心的泵血功能进行评价。

(1) 每搏输出量和射血分数

一侧心室每收缩一次所射出的血量,称每搏输出量,简称搏出量。在安静状态下,正常成人搏出量约60～80 mL。每搏输出量占心室舒张末期容积的百分比,称射血分数(ejection fraction),健康成人安静时为55%～65%。心室异常扩大,心室功能减退时,其每搏输出量可能与正常人无明显差别,但射血分数却显著下降,因此,射血分数是评定心功能的重要指标。

老年人心衰的特点

(2) 每分心输出量和心指数

每分钟由一侧心室射出的血量称每分心输出量,简称心输出量。它等于每搏输出量乘以心率。心率以75次/分计算,心输出量为4.5～6.0 L/min。心输出量可受性别、年龄及其他生理因素的影响。剧烈运动时,可高达25～35 L/min。正常人安静时,心输出量与体表面积成正比,每平方米体表面积的心输出量称为心指数。中等身材的成年人,在安静和空腹时的心指数为3.0～3.5 L/(min·m²)。心指数因生理情况不同而发生变化,它是分析比较不同个体心功能常用的评定指标。

巩固提高

问题1:如何预防心血管疾病的发生?

_____
_____

问题2:针对有心血管疾病基础的老年人,如何加强照护?

_____
_____

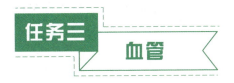

案例导入

患者,男性,68岁,因久坐后左下肢水肿10小时就诊。现病史:患者坐长途汽车旅游途中出现左下肢水肿,活动后无缓解,起病以来左下肢水肿持续加重,伴有左下肢持续性胀痛,无放射痛,未进行特殊治疗。查体:心率101次/分,呼吸22次/分,体温37.5℃,血压146/90 mmHg,左下肢重度水肿,皮肤张紧发亮,皮肤颜色正常,无瘀点瘀斑。左下肢静脉造影提示,左股静脉血栓形成。临床诊断为左下肢深静脉血栓形成。

思考1:股静脉位于何处?与哪根动脉伴行?患者为什么会出现左下肢静脉血栓?

思考2:体循环器官外动脉的分布有何规律?体循环静脉结构与配布有何特点?什么是血压?影响血压的因素有哪些?有哪些因素影响静脉回流?

学习内容

一、肺循环的主要血管

1. 肺循环的动脉

肺动脉干起自右心室,短而粗,在升主动脉的左侧向左后上斜行,至主动脉弓的下方分为左、右肺动脉。左肺动脉较短,水平向左,经食管、胸主动脉前方至左肺门,分上、下2支进入左肺上、下叶。右肺动脉较长,水平向右,经升主动脉、上腔静脉后方达右肺门,分3支进入右肺上、中、下叶(图5-7)。在肺动脉干分叉处稍左侧,与主动脉弓下缘之间有一纤维性结缔组织索,称动脉韧带,是胚胎时期动脉导管闭锁后的遗迹。动脉导管若在出生后6个月尚未闭锁,则称动脉导管未闭,是常见先天性心脏病的1种。

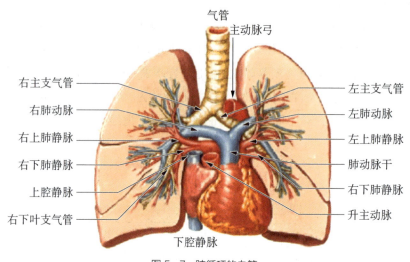

图5-7 肺循环的血管

2. 肺循环的静脉

肺静脉将肺循环的动脉血运回左心房。肺循环的静脉起始于肺泡毛细血管,向肺门逐渐汇合,在肺门处每侧肺形成上、下2条肺静脉。左、右肺静脉出肺门分别注入左心房的两侧。

二、体循环的血管

1. 体循环的动脉

体循环的动脉是由左心室发出的主动脉及其各级分支运送血液到全身的血管(图5-8)。主动脉的分支在进入器官之前的一段为器官外动脉,进入器官后的一段为器官内动脉。器官外动脉的分布有一些基本规律:①动脉配布与人体的结构相适应,人体左、右对称,动脉的分支亦有左、右支之分;②动脉常有静脉和神经伴行;③动脉分布多居于身体的屈侧、深部或隐蔽部位,故不易受到损伤;④动脉常以最短的距离到达其所分布的器官;⑤动脉分布形式与器官的形态有关;⑥动脉的管径大小与器官的功能有关;⑦动脉的命名与它们营养的器官(如肾动脉)、所在的位置(如肋间后动脉)、方位(如冠状动脉)或所伴行骨的名称一致(如肱动脉)。

动脉血栓

2. 体循环的静脉

体循环的静脉可分为上腔静脉系、下腔静脉系(包括肝门静脉系)和心静脉系。在血管结构配布方面,具有以下特点:①体循环的静脉比动脉多,分浅、深2类。浅静脉位于皮下浅筋膜内,称皮下静脉。皮下静脉数量多,无伴行动脉,最后注入深静脉,深静脉位于深筋膜的深面或体腔内,多数与同名动脉伴行,

下肢深静脉血栓

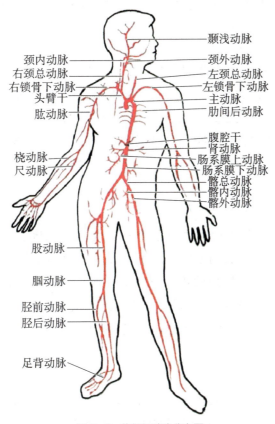

图 5-8 体循环动脉分布图

故称伴行静脉,其血液收集范围、行程、名称和伴行的动脉大致相同;②静脉的吻合比动脉多,浅静脉之间、深静脉之间、浅深静脉之间均有广泛的吻合,体表的浅静脉多吻合成静脉网(弓),深静脉在某些器官周围或壁内吻合成静脉丛,如食管静脉丛、直肠静脉丛等;③静脉瓣是由血管内膜返折重叠形成的,似半月形小袋,瓣膜多成对,袋口朝向心,是防止血液逆流的重要装置。静脉瓣数量的多少与静脉血受重力影响的大小有关;④静脉管壁薄、弹性小,其管腔较同级动脉大,属支多,血液总容量是动脉的2倍以上,故血流缓慢,压力较低。

3. 血压的形成及影响因素

血压(blood pressure)是指血管内流动的血液对单位面积动脉管壁的侧压力。依照国际标准计量单位规定,血压数值常用千帕(kPa)表示,但习惯上动脉血压常用毫米汞柱(mmHg)为单位,换算关系为 1 mmHg=0.133 kPa。

高血压分级标准

(1) 动脉血压

动脉血压一般指主动脉压,通常用肱动脉压来代表。

1) 动脉血压的正常值

在一个心动周期中,动脉血压随心室的舒缩活动而发生周期性变化。心室收缩射血时,主动脉压上升所达到的最高值称为收缩压。心室舒张时,主动脉压下降所达到的最低值称为舒张压。收缩压与舒张压的差值称为脉搏压,简称脉压。一个心动周期中,各瞬时动脉血压的平均值称为平均动脉压,约等于舒张压加1/3脉压。我国健康青年人在安静状态时的收缩压为100~120 mmHg,舒张压为60~80 mmHg,脉压为30~40 mmHg。

健康人在安静状态时的动脉血压是比较稳定的,但有个体、性别、年龄的差异,还受到体重、能量代谢、情绪等许多因素的影响。一般来说,动脉血压随着年龄的增长逐渐升高,收缩压的升高比舒张压的升高更为明显。女性在更年期前的动脉血压较同龄男性的略低,更年期后动脉血压则较高。肥胖者动脉血压略高于中等体型者。

2) 影响动脉血压的因素

凡是与动脉血压形成有关的因素都能影响动脉血压,包括每搏输出量、心率、外周阻力、大动脉的弹性贮器作用、循环血量与循环系统容积的比值等。一般情况下,收缩压的高低主要反映心脏每搏输出量的多少,舒张压的高低主要反映外周阻力的大小和心率的快慢,尤其是前者。老年人大动脉发生硬化,对收缩压的缓冲作用及舒张压的维持作用减弱,导致收缩压升高而舒张压降低,脉压明显增大,因此,脉压可反映动脉弹性。发生过敏性休克时,循环血量与循环系统容积的比值失调,动脉血压可发生明显降低。

3) 动脉脉搏

心脏的舒缩活动导致动脉压发生周期性变化,这种变化引起动脉管壁搏动,称为动脉脉搏,简称脉搏。正常人为60~100次/分。脉搏波可沿管壁传播,手术暴露动脉可直接看到动脉随心跳而搏动,用手指也可触到浅表动脉的搏动。动脉脉搏的传导速度要比血流速度快得多。脉搏传导速度与动脉管壁的弹性有关,管壁的顺应性愈大(弹性愈好),传导速度愈慢。血管硬化时,脉搏的传导速度加快。由于小动脉和微动脉对血流的阻力很大,故在微动脉以后,脉搏波动大大减弱,到毛细血管,脉搏已基本消失。

(2) 静脉血压与静脉血流

静脉是血液返回心脏的通道,它易被扩张,又能收缩,起着贮血库的作用,并可有效地调节回心血量和心输出量。体循环的血液经毛细血管到达微静脉时,血压降到15~20 mmHg,到腔静脉时血压更低,到右心房时血压接近于零。静脉血压包括中心静脉压和外周静脉压。

1) 中心静脉压

右心房和胸腔内大静脉血压称为中心静脉压(central venous pressure,CVP),正常值为4~12 cmH_2O。中心静脉压取决于心脏射血能力和静脉回心血量。若心脏射血能力强,能及时将回流入心脏的血液射入动脉,则中心静脉压较低;反之,若心脏射血能力减弱(如心力衰竭),右心房和腔静脉淤血,则中心静脉压升高。另一方面,如果静脉回流量增多、回流速度加快或心室舒张期延长,中心静脉压也将升高。因此,中心静脉压在临床上可用作判断心功能和指导输液的指标。

2) 外周静脉压

各器官静脉的血压称为外周静脉压,常以人体平卧时的肘静脉压为代表,正常值为5~14 cmH_2O。

3) 影响静脉回心血量的因素

单位时间内静脉回心血量的多少取决于周围静脉压与中心静脉压之差,以及静脉对血流的阻力。凡影响外周静脉压、中心静脉压及静脉阻力的因素,都可影响静脉回心血量。

①循环系统平均充盈压:循环系统平均充盈压是反映血管系统充盈程度的指标。当血量增加或容量血管收缩时,循环系统平均充盈压升高,静脉回心血量增多。反之,血量减少或容量血管舒张时,循环系统平均充盈压降低,静脉回心血量减少。

②心脏收缩力:心脏收缩时将血液射入动脉,舒张时则可从静脉抽吸血液。如果心脏收缩力量强,射血时心室排空较完全,在心舒期心室内压就较低,则对心房和大静脉内血液的抽吸力量较大,从而静脉回心血量增多。反之,射血力量显著减弱。右心衰竭时,心舒期心室内压较高,血液淤积在右心房和大静脉内,回心血量减少,此时可见患者出现颈外静脉怒张、肝充血肿大、下肢浮肿等体征。左心衰竭时,左心房压和肺静脉压升高,造成肺淤血和肺水肿。

③体位改变:变换体位时,静脉可扩张性增大,受重力作用,心脏水平以下的静脉较充盈,而头颈部静

脉几乎是塌陷的。故体位发生变化时,重力作用对静脉回流有较大的影响。从卧位变为直立位时,心脏水平以下的静脉可多容纳约500 mL血液,回心血量减少;反之,从立位变为卧位时,回心血量增多。正常人有时候从蹲位突然变为直立位时,出现眼前发黑甚至晕倒的现象,就是由于体位的影响,导致回心血量减少、心输出量减少和血压暂时性下降所致。

④骨骼肌的挤压作用:肌肉收缩可挤压肌内和肌间的静脉,使静脉回流加快。此外,静脉瓣的开启方向确保血液只能单向流回心脏,这样,骨骼肌和静脉瓣膜对静脉回流起着"泵"的作用,称为"肌肉泵"。当肌肉收缩时,可将静脉内的血液挤向心脏;当肌肉舒张时,静脉内的压力降低,有利于微静脉和毛细血管内的血液流入静脉,使静脉充盈。因此,肌肉有节奏地收缩和舒张可使回心血量增加。

⑤呼吸运动:由于胸内负压的作用,胸腔内大静脉处于扩张状态。吸气时,胸腔容积增大,胸内负压值进一步增大,使胸腔内的大静脉和右心房更加扩张,中心静脉压降低,右心回心血量增多。反之,呼气时胸内负压值减小,右心回心血量减少。因此,呼吸运动对静脉回流也起着"呼吸泵"的作用。但是应当注意,呼吸运动对左心及右心的回心血量影响不同。吸气时,随着肺的扩张,肺部血管被牵拉扩张,容积增大,能贮留较多的血液,因而由肺静脉回流至左心房的血量减少,呼气时的情况则相反。

巩固提高

问题1:利用所学知识,解释为什么站立过久会造成下肢水肿?

问题2:下蹲时间过长,突然起立易致头晕甚至晕厥,原因是什么?

问题3:请根据所学知识,谈一谈如何加强老年高血压患者的照护?

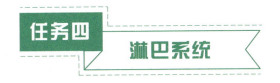

任务四 淋巴系统

案例导入

患者,女,65岁,农民,患者主诉下田种植水稻后出现下肢疼痛肿胀,伴有发热、头晕,体温37.5 ℃,不伴有放射痛,其余无特殊不适。曾就诊于当地卫生院,考虑为"感冒"而给予静脉点滴。治疗后症状稍好转,后下肢肿胀持续加重,5天前患者出现乳糜尿,遂来院就诊。考虑为淋巴丝虫病。患者在经过坚持不懈的治疗后,病情得到了明显好转,日常生活也得到了显著改善。

丝虫病

思考1:淋巴管的功能是什么?淋巴管最终汇入哪里?患者为什么会出现乳糜尿?

思考2:淋巴系统的基本结构有哪些?淋巴管道可分为哪几种?淋巴器官有哪些?

学习内容

淋巴系统由淋巴管道、淋巴器官和淋巴组织组成(图5-9)。淋巴管道和淋巴结的淋巴窦内含有淋巴液,简称淋巴。当血液流经毛细血管动脉端时,水和营养物质经毛细血管壁进入组织间隙,形成组织液。组织液在与细胞进行物质交换后,大部分经毛细血管静脉端重新吸收入静脉,小部分则进入毛细淋巴管成为淋巴。淋巴管道以盲端的毛细淋巴管起始于器官或组织内,通过毛细淋巴管收集一部分组织液而成为淋巴液,淋巴液沿淋巴管道向心流动,经过一个或数个淋巴结,最后由淋巴导管汇入静脉。因此,淋巴系统是心血管系统的辅助部分,协助静脉回收组织液。淋巴器官主要由淋巴组织构成,包括淋巴结、扁桃体、胸和脾等。淋巴器官具有产生淋巴细胞、过滤异物、吞噬细菌和产生抗体等作用,是人体重要的防御装置。

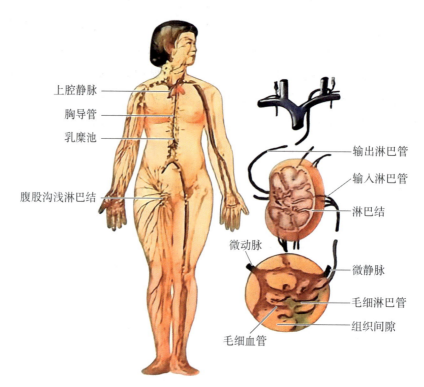

图 5-9　全身浅、深淋巴管和淋巴结示意图

一、淋巴管道

根据结构和功能的不同,淋巴管道分为毛细淋巴管、淋巴管、淋巴干和淋巴导管。

1. 毛细淋巴管

毛细淋巴管(lymphatic capillary)以膨大的盲端起始于组织间隙,彼此交织成网。毛细淋巴管比毛细血管略粗,管壁薄,仅有一层不连续的内皮构成,无基膜。其通透性大于毛细血管,一些大分子物质,如蛋白质、细菌、异物和癌细胞等较易进入毛细淋巴管。毛细淋巴管分布甚广,除脑、脊髓、上皮、角膜、晶状体、牙釉质、软骨等处外,毛细淋巴管几乎遍布全身。

2. 淋巴管

淋巴管(lymphatic vessel)由毛细淋巴管汇合而成,结构与小静脉相似,管壁薄,瓣膜多,具有防止淋巴液逆流的功能。由于相邻 2 对瓣膜之间的淋巴管明显扩张,故淋巴管呈串珠状。当淋巴管局部阻塞时,其远侧的管腔扩大造成瓣膜关闭不全,可造成淋巴逆流。淋巴管在向心行走过程中,通常要穿过一个或多个淋巴结。淋巴管分浅、深 2 种,浅淋巴管位于皮下,多与浅静脉伴行,深淋巴管多与深部血管伴行,淋巴管之间有丰富的吻合。

3. 淋巴干

全身各部的淋巴管经过一系列淋巴结群后，由最后一群淋巴结的输出淋巴管汇合成较大的淋巴干（lymphatic trunk）。淋巴干共有9条，①左、右颈干：由头颈部的淋巴管汇合而成；②左、右锁骨下干：由上肢和胸腹壁浅层的淋巴管汇合而成；③左、右支气管纵隔干：由胸腔脏器和胸腹壁深层的淋巴管汇合而成；④左、右腰干：由下肢、盆部、腹后壁和腹腔内成对脏器的淋巴管汇合而成；⑤肠干：由腹腔内不成对脏器的淋巴管汇合而成。

4. 淋巴导管

淋巴导管（lymphatic duct）由全身9个淋巴干汇合而成，共2条，即胸导管和右淋巴导管，分别注入左、右静脉角。①胸导管：是全身最粗大、最长的淋巴管道，长30～40 cm。胸导管由左、右腰干和肠干在第1腰椎前方汇合而成，其起始部膨大称乳糜池。胸导管经膈的主动脉裂孔进入胸腔，沿脊柱前方上行于食管的后方，至第5胸椎附近向左上斜行，出胸廓上口至颈根部，呈弓状向前下弯曲，注入左静脉角。在注入前收纳左颈干、左锁骨下干和左支气管纵隔干。胸导管收集双下肢、盆部、腹部、左半胸壁、左肺、左半心、左上肢和左头颈部的淋巴，即收集全身3/4的淋巴回流。②右淋巴导管：位于右颈根部，为一短干，长约1.5 cm，由右颈干、右锁骨下干和右支气管纵隔干汇合而成，注入右静脉角。右淋巴导管收集右颈部、右胸壁、右肺和右半心的淋巴，即收集全身1/4的淋巴回流。

淋巴回流

二、淋巴器官

淋巴器官是以淋巴组织为主要构成成分的器官，包括淋巴结、脾、胸腺和扁桃体等。淋巴器官具有产生淋巴细胞、滤过淋巴液和血液以及参与免疫应答等功能，又称免疫器官，是人体重要的防御装置。

1. 脾脏

脾脏（spleen）是人体最大的淋巴器官，具有储血、造血、清除衰老红细胞和进行免疫应答的功能。脾位于左季肋区、胃底与膈之间，第9～11肋的深面，其长轴与第10肋一致。正常的脾在肋弓下不能被触及。活体脾呈暗红色，质较软而脆，故左季肋部受暴力打击时，易造成脾破裂。脾呈扁椭圆形，分为膈、脏两面，前、后两端和上、下两缘。膈面平滑隆凸，朝向外上，与膈相贴；脏面凹陷，朝向内下，近中央处有脾门，为神经、血管出入之处。脏面与胃底、左肾上腺、左肾、胰尾和结肠左曲相邻。上缘较锐，有2～3个切迹，称为脾切迹，脾大时，可作为触诊脾的标志。

2. 淋巴结

（1）淋巴结的形态

淋巴结（lymph node）是连于淋巴管向心行程中的淋巴器官，一般为灰红色圆形或椭圆形小体，大小不等。淋巴结一侧隆凸，有数条输入淋巴管进入；另一侧凹陷，称门，有2～3条输出淋巴管穿出，门处还有神经、血管等出入。由于淋巴管的行程中要经过一系列的淋巴结，故一个淋巴结的输出管，又是另一淋巴结的输入管。淋巴结数目较多，常成群分布（图5-10）。

（2）淋巴结的主要功能

淋巴结能产生淋巴细胞和抗体，参与人体免疫功能。此外，淋巴结对淋巴液具有滤过作用，为人体的重要防御器官。

（3）淋巴结的分布

人体各部的淋巴结群及引流淋巴结一般沿血管成群分布在人体较隐秘的部位，收纳一定范围的淋巴。当某器官或局部发生病变时，细菌、病毒或癌细胞等可沿淋巴管到达相应的局部淋巴结，引起局部淋巴结肿大或疼痛，并可沿淋巴流向继续蔓延。因此，了解局部淋巴结的位置、收纳淋巴的范围及淋巴流向，具有重要的临床意义。

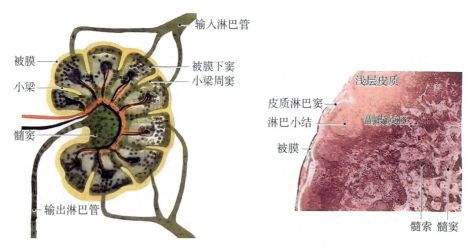

图5-10 淋巴结

3. 胸腺

胸腺（thymus）分为不对称的左、右两叶，借结缔组织相连。胸腺大部分位于上纵隔前部、胸骨柄的后方。胸腺的结构与功能随年龄增长出现明显变化。胸腺是中枢淋巴器官，培育、选择以及向周围淋巴器官（淋巴结、脾及扁桃体）和淋巴组织（淋巴小结）输送T淋巴细胞。胸腺兼有内分泌功能，能分泌胸腺素。

三、淋巴系统的功能

1. 淋巴管道的功能

淋巴系统如何发挥功能

淋巴管道和淋巴结的淋巴窦内含有淋巴液，简称为淋巴。自小肠绒毛中的中央乳糜池至胸导管的淋巴管道中的淋巴因含乳糜微粒而呈白色，其他部位的淋巴管道中的淋巴无色透明。血液流经毛细血管动脉端时，一些成分经毛细血管壁进入组织间隙，形成组织液。组织液与细胞进行物质交换后，大部分经毛细血管静脉端吸收入静脉，小部分水分以及大分子物质进入毛细淋巴管，形成淋巴液。淋巴液沿淋巴管道和淋巴结的淋巴窦向心流动，最后流入静脉。因此，淋巴系统是心血管系统的辅助系统，协助静脉引流组织液。

2. 淋巴器官的功能

具有产生淋巴细胞、过滤淋巴液和进行免疫应答的功能。

（1）淋巴结

淋巴结是淋巴系统的重要组成部分，具有滤过作用，可以有效阻止经淋巴管进入体内的微生物，从而保护机体。淋巴结还是淋巴细胞的主要栖息地，是免疫应答的重要场所。当身体某部位发生感染或炎症时，淋巴结会肿大并产生相应的免疫反应。

（2）脾

脾是淋巴系统中的一个重要器官，具有造血、储血和滤血的功能。脾内的淋巴细胞和巨噬细胞可以吞噬、清除血液中的病原体和衰老的红细胞等废弃物，起到清洁血液的作用。在骨髓造血功能降低时，脾可以恢复造血功能。

（3）腭扁桃体

腭扁桃体位于口腔后部，是淋巴系统的一部分，具有免疫防御功能。它可以产生淋巴细胞和抗体，对进入口腔的病原体进行防御和清除。

（4）胸腺

胸腺是T淋巴细胞发育和成熟的主要场所。它通过产生和释放T淋巴细胞，参与机体的细胞免疫反应，对抵御感染和癌症等具有重要作用。

3. 淋巴组织的功能

淋巴组织是含有大量淋巴细胞的网状结缔组织，主要分布于消化管和呼吸道的黏膜下，具有防御功能。淋巴组织主要具有以下几个功能。

①免疫防御：淋巴组织内的淋巴细胞可以识别并清除进入机体的病原体，如细菌、病毒等，从而保护机体免受感染。

②免疫监视：淋巴组织还可以监视机体内的异常细胞（如癌细胞）并及时进行清除，防止疾病的发生。

③免疫自稳：淋巴组织通过调节机体内的免疫反应，维持机体的免疫平衡，防止过度免疫反应对机体造成损害。

巩固提高

问题1：淋巴导管有几条？其淋巴液回流汇入哪里？

问题2：淋巴结的形态及功能？胸腺的位置及功能？

问题3：利用网络查阅资料，简述老年人淋巴系统的功能有哪些特点？

项目六

内脏学总论及消化系统

项目导读

吴孟超是中国著名肝胆外科专家,中国肝脏外科的开拓者和主要创始人之一,有"中国肝胆外科之父"之称。他从医70多年,勇闯肝脏外科手术"禁区",自主创新30多项重大医学成果,创建了我国肝脏外科的理论体系和技术体系,主刀完成包括中国第一台中肝叶切除术在内的16 000多台重大肝脏手术,使中国肝脏疾病的诊断正确率、手术成功率和术后存活率均达到世界领先水平。吴孟超始终守得住济济苍生的医者仁心。冬天查房,他会先把听诊器捂热了。长期拿手术刀让他的双手变了形,但这双手总是能敏锐地感觉到患者肝脏内部的微妙信息。

吴老直到90岁高龄仍然在手术台督战、在病房查房,生命不息,为民不止,为百姓工作了一辈子。对吴老来说,"一个好医生,眼里看的是病,心里装的是人"。救治病人是天职,医者仁心是医护人员备受患者尊重和敬仰的根本所在。同学们,让我们跟随吴院士的脚步,一起来学习消化系统的知识吧!

消化系统是将食物通过物理性和化学性消化,吸收入体内,并将食物残渣排出体外的系统,由消化管(消化道)和消化腺构成(图6-1)。消化管是指口腔到肛门的管道,按照其形态结构及功能,自上而下分为口腔、咽、食管、胃、小肠(十二指肠、空肠和回肠)、大肠(盲肠、阑尾、结肠、直肠和肛管)。一般以十二指肠悬韧带(Treitz 韧带)为界,将口腔到十二指肠这段管道称为上消化道,空肠及以下部分的管道称为下消化道。消化腺包括唾液腺、肝脏、胰腺及消化管壁内的许多小腺体。

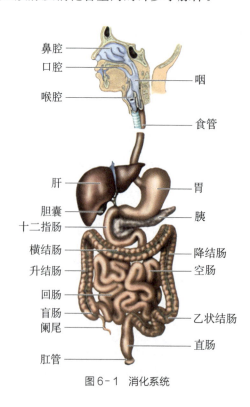

图6-1 消化系统

任务目标

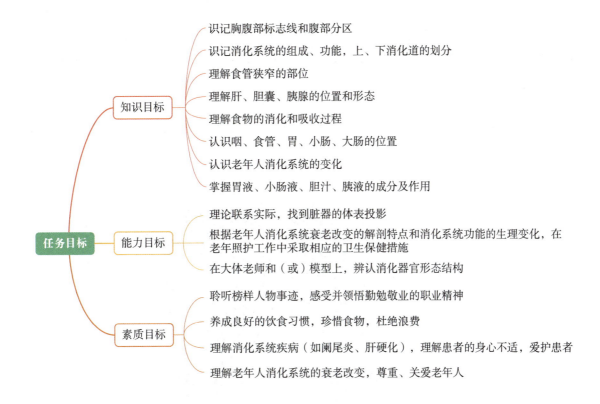

核心概念

消化管　消化腺　消化与吸收　黏液-碳酸氢盐屏障

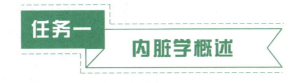

任务一　内脏学概述

案例导入

患者,男性,53岁,由6米高空处跌下3小时,腹痛来院。查体:血压 90/60 mmHg,脉搏 125 次/分,腹膜刺激征(+),血红蛋白 98 g/L,X 片显示右膈升高。初步诊断考虑为肝破裂。

思考 1:肝脏属于中空性器官还是实质性器官?肝脏的位置?

思考 2:中空性器官和实质性器官的概念?肝脏的毗邻?

学习内容

一、内脏器官的一般形态和结构

内脏是指位于胸腹腔及盆腔内的消化、呼吸、泌尿及生殖系统的器官。根据其基本结构,分为中空性器官与实质性器官 2 大类。

1. 中空性器官

中空性器官呈囊状或管状,外有管壁,内有空腔,如食管、膀胱、输尿管、子宫等。

2. 实质性器官

实质性器官内没有明显的空腔,表面包有结缔组织被膜或浆膜,如肝、肾、睾丸等。实质性器官常有一凹陷,是神经、血管、淋巴管及其导管的出入通道,称门(hilum),如肝门、肺门、肾门等。

二、胸腹部标志线和腹部分区

为了描述胸、腹腔内各脏器所处位置及体表投影,通常在胸腹部体表确定一些标志线并对腹部进行分区(图6-2)。

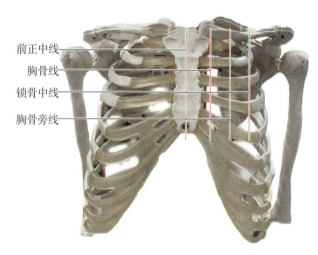

图6-2 胸部前方标志线

1. 胸腹部标志线

①前正中线:沿身体前面正中所作的垂直线。②胸骨线:沿胸骨最宽处的外侧缘所作的垂直线。③锁骨中线:经锁骨中点向下所作的垂直线。④胸骨旁线:经胸骨线与锁骨中线之间连线中点所作的垂直线。⑤腋前线:沿腋前襞向下所作的垂直线。⑥腋后线:沿腋后襞向下所作的垂直线。⑦腋中线:沿腋前线、腋后线之间连线的中点所作的垂直线。⑧肩胛线:经肩胛骨下角所作的垂直线。⑨后正中线:经身体后面正中线所作的垂直线。

2. 腹部标志线及分区

①四分法:常用脐为中点,作1条横线与1条垂直线,将整个腹部分为左上腹、左下腹、右上腹、右下腹4个区域。②九分法:以两侧肋弓最低点作1条横线,以两侧髂结节作1条横线,以两侧腹股沟韧带中点各作1条垂直线,将整个腹部分为9个区域,包括上腹的右季肋区、腹上区、左季肋区,中腹的右腹外侧区、脐区、左腹外侧区,下腹的右髂区、腹下区、左髂区(图6-3、表6-1)。

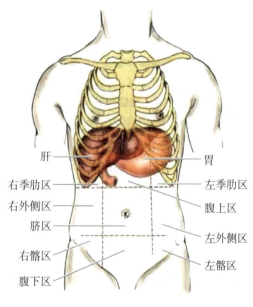

图6-3 腹部标志线及分区

表 6-1 腹部九分法

腹部各分区	所 含 脏 器
右季肋区	右半肝大部分、胆囊一部分、结肠右曲、右肾一部分
腹上区	右半肝小部分、左半肝大部分、胆囊一部分、胃贲门部及幽门部、胃体一部分、胆总管、十二指肠一部分、胰大部分、双肾一部分、肾上腺
左季肋区	左半肝小部分、胃底、胃体一部分、脾、胰尾、结肠左曲、左肾一部分
右腹外侧区(右腰区)	升结肠、回肠一部分、右肾一部分
脐区	胃大弯(充盈时)、横结肠、大网膜、双侧输尿管一部分、十二指肠一部分、空肠及回肠一部分
左腹外侧区(左腰区)	降结肠、空肠一部分、左肾一部分
右髂区(腹股沟区)	盲肠、阑尾、回肠末端
腹下区	回肠一部分、膀胱(充盈时)、子宫(妊娠期)、乙状结肠一部分、两侧输尿管一部分
左髂区(腹股沟区)	乙状结肠一部分、回肠一部分

巩固提高

问题 1：哪些器官属于内脏？

___

___

问题 2：胸腹部标志线和腹部分区？

___

___

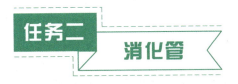

案例导入

患者，女性，56 岁，脐周疼痛 10 小时，扩散至全腹疼痛 2 小时，右侧腹部压痛、反跳痛、肌紧张，尤以右下腹显著，结肠充气试验(＋)。临床初步诊断考虑为急性阑尾炎。

思考 1：阑尾的位置和形态结构？

思考 2：消化管的组成？

学习内容

一、口腔

口腔(oral cavity)是消化管的起始部，前壁为唇，侧壁为颊，上壁为腭，下壁为口腔底，后方借咽峡与咽相通。又以上下牙弓和牙龈为界，分为前外侧的口腔前庭和后内侧部的固有口腔(图 6-4)。

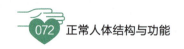

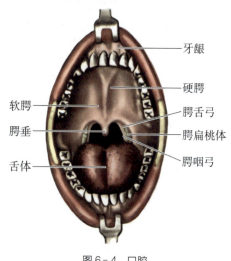

图6-4 口腔

人中及其他
急救要穴

1. 口唇

口唇分上、下唇,外面为皮肤,中间为口轮匝肌,内侧为黏膜。口唇的游离缘是皮肤与黏膜的移行部,称唇红,内含皮脂腺和丰富的毛细血管,呈红色,当缺氧时呈绛紫色,称为发绀。上、下唇两端结合处称为口角。上唇外面中线处有一纵行浅沟称人中,是人类所特有的结构,为急救昏厥要穴。上唇的外面两侧与颊部交界处,各有一斜行的浅沟,称为鼻唇沟。面神经麻痹时,鼻唇沟变浅。

2. 颊

颊(cheek)为口腔的两侧壁,由黏膜、颊肌和皮肤组成。在上颌第2磨牙牙冠相对的颊黏膜上有腮腺管开口。

3. 腭

腭(palate)构成口腔的上壁,分隔鼻腔与口腔。根据其结构特性,分为硬腭和软腭。

(1) 硬腭

位于腭的前2/3,主要由骨腭及黏膜构成。

(2) 软腭

位于腭的后1/3,主要由肌和黏膜构成。软腭的前份呈水平位,后份斜向下,称腭帆。腭帆后缘游离,其中部有垂向下方的突起,称为腭垂或悬雍垂。自腭帆两侧各向下方分出2条黏膜皱襞,前方的1对称为腭舌弓,延续至舌根的外侧,后方的1对称为腭咽弓,向下延伸至两侧壁。两弓之间的凹陷区称为扁桃体窝,内有腭扁桃体。腭垂、腭帆游离缘、两侧的腭舌弓及舌根共同围成咽峡,是口腔和咽之间的狭窄部,也是两者的分界。吞咽或说话时,软腭上提,贴近咽后壁,分隔鼻咽与口咽。

4. 牙

牙是人体中最坚硬的器官,具有咀嚼食物及辅助发音的功能。

(1) 牙的种类和排列

人一生先后有2组牙萌出。第1组为乳牙,在出生后6个月开始萌出,3岁左右出齐,共20颗(图6-5)。第2组为恒牙,6岁以后乳牙脱落更换而成,一共32颗(图6-6)。第3磨牙,又称智牙,萌出时间最晚,可以到28岁萌出,甚至终身不萌出,其他恒牙在14岁之前萌出。

根据形状和功能,乳牙从中间往两侧依次为乳中切牙、乳侧切牙、乳尖牙、第1乳磨牙、第2乳磨牙。恒牙从中间往两侧依次为中切牙、侧切牙、尖牙、第1前磨牙、第2前磨牙、第1磨牙、第2磨牙、第3磨牙。切牙和尖牙可以咬切和撕扯食物,磨牙和前磨牙可以研磨和粉碎食物。

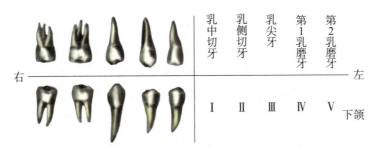

图6-5 乳牙

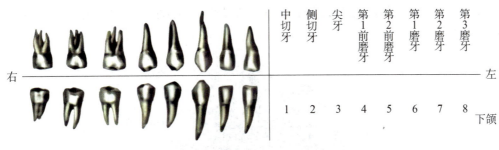

图6-6 恒牙

(2) 牙的形态和构造

牙分为牙冠、牙颈、牙根。牙冠是牙龈以外的部分。牙根是嵌入牙槽内的部分。牙颈是牙冠与牙根之间的部分。牙腔是牙的内部腔隙,内含牙髓,包含牙冠腔和牙根管2个部分。牙的神经、血管通过牙根尖孔进入牙腔(图6-7)。

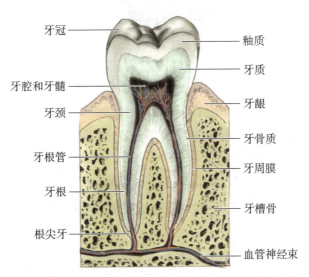

图6-7 牙的构造

牙由牙质、釉质、牙骨质和牙髓组成。牙质构成牙的大部分,呈淡黄色。釉质覆盖在牙冠部位的牙质外面,是人体内最坚硬的组织。日常所见釉质为淡黄色,是透过釉质看到的牙质颜色。牙骨质是附在牙根及牙颈的牙质外面,其结构与骨组织相似。牙髓位于牙腔内,由结缔组织、神经和血管共同组成。由于牙髓内含有丰富的感觉神经末梢,所以牙髓发炎时,疼痛剧烈。

牙周组织包括牙周膜、牙槽骨和牙龈,对牙起保护、固定和支持作用。牙周膜是介于牙根和牙槽骨之间的致密结缔组织膜。牙龈是口腔黏膜的一部分,紧贴于牙颈周围及邻近的牙槽骨上,血管丰富,呈淡红色。

(3) 老年人牙齿的变化

随着人体的衰老,牙齿的变化主要体现在以下几点:①牙龈萎缩、变薄,导致牙骨质暴露,牙间隙增大,食物堆积,牙根表面不易清洁,牙菌斑增多。②唾液腺功能减弱,分泌减少,唾液质量下降,自洁作用降低。③上颌牙缺失多于下颌牙,且剩余牙齿也常因根管钙化而缺乏营养,导致易折断形成残冠或残根;同时,老人多不进行义齿修复,相邻牙齿失去支撑而变倾斜,造成咬合功能紊乱,咀嚼功能减退。④口腔卫生习惯差,刷牙方式不正确,以及预防口腔疾病的意识薄弱,导致口腔疾病发病率增加。⑤牙硬体组织物质代谢能力下降,硬体组织变脆弱,抗酸、抗龋齿能力减弱,咀嚼能力下降。

5. 舌

舌位于口腔底,是肌性器官,表面覆盖黏膜,具有协助咀嚼、吞咽食物、感受味觉的功能,也是辅助发音的器官(图 6-8)。

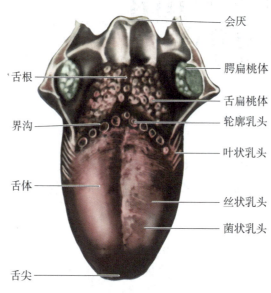

图 6-8 舌的背面观

(1) 舌的形态

舌分上、下两面,上面隆起称舌背,可见"人字形"界沟,将舌分为后 1/3 的舌根及前 2/3 的舌体。舌体活动度大,其前端窄小,为舌尖。舌的下面正中线上有连于口腔底的黏膜皱襞,为舌系带。舌系带过短会导致舌的功能活动受限,进而影响进食与发音。舌系带根部的两侧有小的黏膜隆起为舌下阜,是下颌下腺管和舌下腺大管的共同开口。在舌下阜的后外侧有一稍隆起的黏膜皱襞,为舌下襞,是舌下腺小管的开口。

(2) 舌的构造

舌乳头是舌体背面黏膜的微小突起,包含丝状乳头、菌状乳头、叶状乳头、轮廓乳头 4 种。其中菌状乳头、叶状乳头、轮廓乳头以及软腭、会厌等处的黏膜上皮中含有味蕾,为味觉感受器,能感受酸、甜、苦、咸等。丝状乳头不含味蕾,仅具有一般感觉功能,能感受痛温觉、触觉等。辣属于一种痛觉。

(3) 舌扁桃体

指舌根背面黏膜表面,由淋巴组织组成的大小不等的丘状隆起。

(4) 舌肌

舌肌是骨骼肌,受意识支配,根据其起止点的关系,分为舌内肌和舌外肌。舌内肌起止点均在舌内,收缩时改变舌的形态。舌外肌起于舌外,止于舌内,收缩时可改变舌的位置。颏舌肌是舌外肌最重要的 1

块,起于下颌体后面颏棘,呈扇形向后上方止于舌正中线两侧,其单侧收缩使舌尖伸向对侧,双侧收缩拉舌向前下方。

二、咽

1. 咽的位置和形态

咽(pharynx)是一个上宽下窄、前后略扁的漏斗形肌性管道,是消化管与呼吸道的共同通道,长约12 cm。咽上起于颅底,下至第6颈椎下缘或环状软骨高度续于食管,后邻第1～6颈椎,前壁不完整,自上而下依次与鼻腔、口腔、喉腔相通。因此,鼻咽又以腭帆游离缘和会厌上缘为界,分成鼻咽、口咽、喉咽3部分。

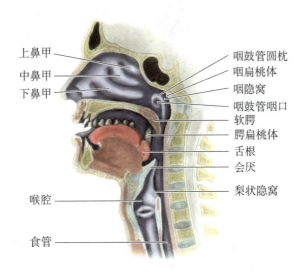

图6-9 咽的正中矢状切面

2. 咽的分部

（1）鼻咽

鼻腔后方,上起颅底,下至腭帆游离缘。吞咽时,软腭向上封闭鼻后孔,防止食物通向鼻腔。

鼻腔两侧壁,下鼻甲后方约1 cm处,各有1个咽鼓管咽口,咽经该咽口与中耳鼓室相通。咽部感染时,细菌可经咽鼓管咽口至中耳鼓室,导致中耳炎。咽鼓管咽口的前、上、后方有一弧形隆起,称咽鼓管圆枕,临床上常将其作为标志寻找咽鼓管咽口。在咽鼓管圆枕后方有一纵行深窝,为咽隐窝,是鼻咽癌的好发部位。

鼻咽上壁后部的黏膜内有丰富的淋巴组织聚集,为咽扁桃体。咽扁桃体的异常增大,会导致鼻咽腔变窄,影响呼吸功能。咽鼓管咽口周围有许多颗粒淋巴组织,为咽鼓管扁桃体,是咽扁桃体的延续。

（2）口咽

位于腭帆游离缘与会厌上缘之间,向前经咽峡与口腔相通。

咽扁桃体、咽鼓管扁桃体、腭扁桃体、舌扁桃体共同组成咽淋巴环,具有防御功能。

（3）喉咽

上起会厌上缘,下至第6颈椎续于食管,前下经喉口与喉腔相通。喉口两侧各有1个梨状隐窝,是异物容易滞留的地方(图6-10)。

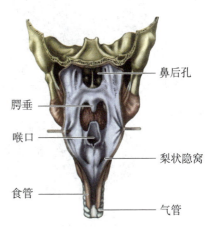

图6-10 咽的后面观

三、食管

1. 食管的位置和分布

食管(esophagus)是一前后扁平的肌性管道,是消化管中最狭窄的部分,全长约 25 cm。其上端在第 6 颈椎体下缘接咽,下端在第 11 胸椎体高度续胃。以颈静脉切迹、食管裂孔为界,食管分为颈部、胸部、腹部(图 6-11)。

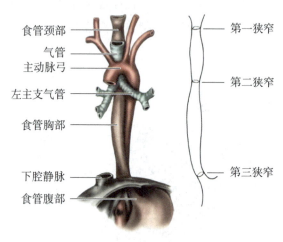

图 6-11 食管前面观

2. 食管的 3 个狭窄

食管的 3 个生理性狭窄,均是异物容易滞留和食管癌好发的部位。其中,第 1 个狭窄是食管的起始处,相当于第 6 颈椎体下缘水平,距中切牙约 15 cm;第 2 个狭窄是食管与左主支气管后方交叉处,相当于第 4、5 胸椎体之间水平,距中切牙约 25 cm;第 3 个狭窄是食管穿膈的食管裂孔处,相当于第 10 胸椎水平,距中切牙约 40 cm。

3. 食管的衰老改变

随着人体衰老,食管发生如下改变:①食管黏膜、腺体、肌肉均萎缩,黏膜、肌层变薄;②食管收缩幅度改变,多为无效收缩;③食管括约肌张力下降,食管松弛延缓;④食管管壁顺应性扩张减退;⑤食管裂孔增宽,食管裂孔疝患病率增加。

四、胃

胃(stomach)是消化管中最膨大的部分,成人容量约为 1~2 L,上接食管,下续十二指肠。

1. 胃的位置

胃的位置随体位、胃的充盈程度、体型、性别及年龄不同而有所变化(图 6-12)。中等充盈的胃大部分位于左季肋区,少部分位于腹上区。胃前壁右侧部与肝左叶和方叶相邻,左侧部与膈相邻。在剑突下方,部分胃前壁直接与腹前壁相贴,是临床上进行胃触诊的部位。胃后壁与胰、横结肠、左肾上部和左肾上腺相邻,胃底与膈和脾相邻。

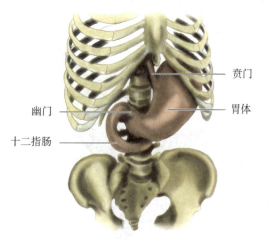

图 6-12 胃的位置

2. 胃的形态和分布

胃的形态与体位、体型及胃的充盈程度等相关。在完全空虚时，胃呈管状。在高度充盈时，胃呈球囊形。

胃分出、入两口，上、下两缘，前、后两壁（图6-13）。入口为贲门（cardia），上接食管。出口为幽门（pylorus），下续十二指肠。上缘短，凹向右上方，称为胃小弯，最低处形成一切迹，称角切迹。下缘长，凸向左下方，称胃大弯。胃前壁朝向前上方，后壁朝向后下方。

C13-幽门螺杆菌呼吸检测

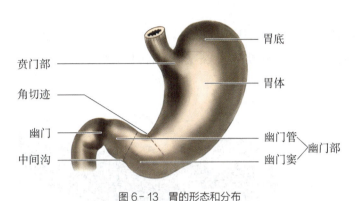

图6-13　胃的形态和分布

胃分为4部：①贲门部是指贲门周围的部分。②胃底是指贲门左上方凸出的部分。③幽门部是指角切迹与幽门之间的部分，临床上称其为胃窦。在幽门部的大弯侧有一不明显的浅沟称中间沟，以此沟为界，将其分为右侧的幽门管与左侧的幽门窦，胃溃疡好发于幽门窦靠近胃小弯处。④胃体则位于胃底与幽门部之间。

3. 胃壁的结构

胃壁分4层，从内到外为黏膜层、黏膜下层、肌层和外膜。在幽门处，黏膜形成环形的皱襞是幽门瓣，凸向十二指肠腔内，能阻止胃内容物进入十二指肠。胃肌层较厚，由外纵、中环、内斜3层平滑肌构成。其中，在幽门处的环形肌增厚形成幽门括约肌，在幽门瓣的深面，能防止食物过快地进入十二指肠及肠内容物逆流回胃（图6-14）。

胃食管反流病

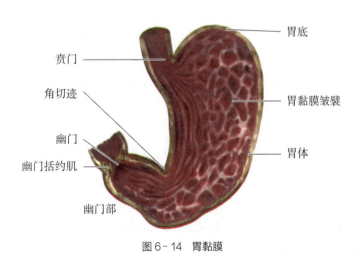

图6-14　胃黏膜

4. 胃的衰老改变

随着人体衰老，胃出现以下改变：①胃黏膜变薄，腺体萎缩，但胃酸分泌能力不会下降；②主细胞分泌胃蛋白酶原功能下降；③胃黏膜防御-修复机制退化；④胃排空延迟，尤其是液体食物和含脂类食物。

老年人由于疾病或慢性疼痛等因素，无法完全停用非甾体抗炎药或抗凝药物，若患消化性溃疡，则难以达到黏膜愈合。

五、小肠

小肠上接幽门，下续盲肠，全长 5~7 m，是消化管最长的一部分，也是消化和吸收的主要场所。小肠分为 3 个部分，即十二指肠、空肠和回肠。

1. 十二指肠

十二指肠（duodenum）上接胃，下续空肠，全长约 25 cm，是小肠中长度最短、管径最大、位置最深且最为固定的部分。十二指肠呈"C"字形包绕胰头，根据其结构位置特点，可分为上部、降部、水平部和升部（图 6-15）。

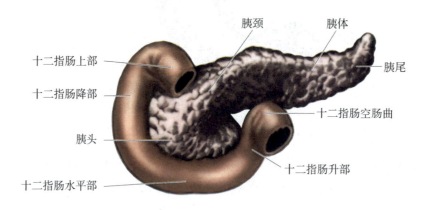

图 6-15 十二指肠和胰

（1）上部

长约 5 cm，起于幽门，水平行向右后方，至肝门下方急转向下，移行为降部。十二指肠上部靠近幽门处的 2.5 cm 肠管，壁薄腔大，黏膜光滑无皱襞，临床称之为十二指肠球部（duodenal bulb），是十二指肠溃疡及穿孔的好发部位。

（2）降部

长 7~8 cm，于第 1 腰椎至第 3 腰椎右侧垂直向下，随后弯向左侧，移行为水平部。在降部后内侧壁上有一纵行皱襞，称十二指肠纵襞。该襞下端有一圆形隆起，称十二指肠大乳头，是肝胰壶腹（胆总管和主胰管汇合形成）开口处。在大乳头上方 1~2 cm 的十二指肠小乳头，是十二指肠副胰管开口处。

（3）水平部

长约 10 cm，由右往左横过第 3 腰椎前方，随后上升，移行为升部。肠系膜上动、静脉紧贴此部前面上行。

（4）升部

长 2~3 cm，于第 3 腰椎左侧斜向左上，在第 2 腰椎左侧急转向前下方，移行为空肠。十二指肠与空肠转折交界处称为十二指肠空肠曲，十二指肠悬韧带（Treitz 韧带）将十二指肠空肠曲固定于腹后壁。

2. 空肠与回肠

空肠上端起自十二指肠空肠曲，主要位于左髂区和脐区。回肠下端接续盲肠，主要位于脐区、右腹股沟区和盆腔，全部由腹膜包裹，在腹腔内盘曲成肠袢，空肠和回肠均由肠系膜连于腹后壁，其活动度较大。空肠和回肠的黏膜形成许多环状襞，环状襞上有大量小肠绒毛（图 6-16、表 6-2）。

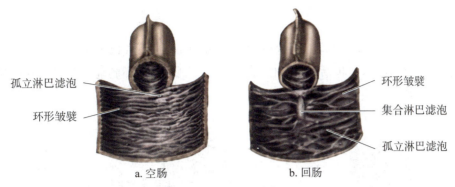

图 6-16 小肠黏膜

表 6-2 空肠和回肠比较

特点	空肠	回肠
位置	左髂区和脐区	脐区、右腹股沟区和盆腔
长度	近侧 2/5	远侧 3/5
管径	较大	较小
管壁	较厚	较薄
淋巴滤泡	孤立淋巴滤泡	孤立和集合淋巴滤泡
动脉弓级数	少	多
颜色	粉红色	粉灰色

六、大肠

大肠全长约 1.5 m,可分为盲肠、阑尾、结肠、直肠和肛管。其中结肠和盲肠具有 3 种特征性结构,包括结肠带、结肠袋和肠脂垂(图 6-17、图 6-18、图 6-19)。①结肠带:肠壁的纵行平滑肌增厚形成,一共有 3 条。3 条结肠带会聚于阑尾根部,是寻找阑尾的标志。②结肠袋:结肠带较肠管短,肠管皱缩,最终导致肠壁由横沟隔开向外膨出形成囊状突起。③肠脂垂:结肠带两侧分布的脂肪突起。

1. 盲肠

盲肠(caecum)是大肠的起始端,长 6～8 cm,是大肠中最短的一段,其位于右髂窝内,下端为盲端,向上续为升结肠。回肠通向盲肠的开口,称回盲口。此处的环形肌增厚,表面覆盖黏膜,形成上、下 2 片半月形的皱襞,称回盲瓣,能控制回肠内容物进入盲肠的速度,也可防止盲肠内容物反流。回盲口下方约 2 cm 处,有阑尾的开口(图 6-17)。

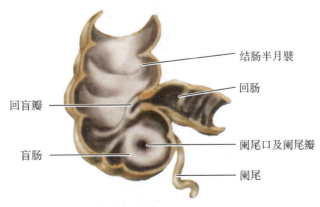

图 6-17 盲肠及阑尾

2. 阑尾

阑尾(vermiform appendix)是附着于盲肠的1条细而弯曲的盲管,长7~9 cm。阑尾末端游离,活动性大,导致阑尾位置变化比较大,包括回肠下位、盲肠后位、盲肠下位、回肠前位及回肠后位等(图6-18)。我国相对常见的阑尾位置是回肠下位和盲肠后位。

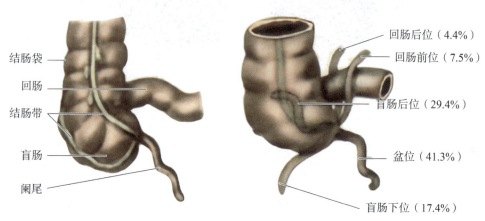

图6-18 盲肠及阑尾

阑尾根部固定,是3条结肠带汇合处。脐与右髂前上棘连线中外1/3交点处是阑尾根部的体表投影,称为麦氏点(McBurney点),麦氏点的压痛是阑尾炎的重要体征,但阑尾由内脏神经支配,且内脏神经对疼痛定位模糊,导致早期阑尾炎患者往往以脐周疼痛为主。

3. 结肠

结肠(colon)围绕在空、回肠周围,按其行走特点,可分为升结肠、横结肠、降结肠、乙状结肠4个部分(图6-19)。

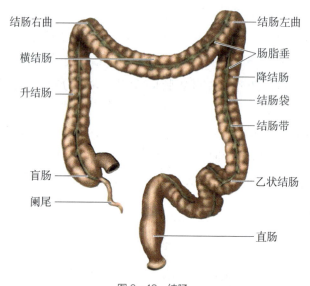

图6-19 结肠

①升结肠:长约15 cm,起于盲肠,纵行上升,在肝下方移行向左,续为横结肠。其转折处称为结肠右曲,又称肝曲。

②横结肠:长约50 cm,起于肝曲,横行向左,在脾下方转折向下,续为降结肠。其转折处称为结肠左曲,又称脾曲。

③降结肠:长约25 cm,起于脾曲,纵行下降,于左髂嵴处续为乙状结肠。

④乙状结肠:长约 40 cm,呈"乙"字形弯曲,在左髂窝内转入盆腔,于第 3 骶椎水平续为直肠。因其系膜在肠管中段幅度较宽,导致中段活动范围较大,易发生肠扭转。

4. 直肠

直肠(rectum)长 12～15 cm,位于盆腔后部,膀胱(女性为子宫)后方,沿骶骨前缘下降,穿盆膈续为肛管。直肠并不"直",在矢状面和冠状面上各有弯曲(图 6 - 20)。①矢状面上的弯曲:直肠骶曲凸向后,直肠会阴曲凸向前。②冠状面上的弯曲:上、下 2 个弯曲凸向右侧,中间较大的弯曲凸向左侧。

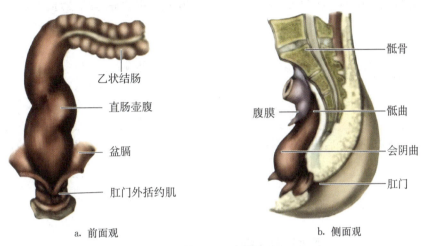

图 6-20 直肠

直肠内面有 3 个直肠横襞,由黏膜及环形肌构成,具有阻拦粪便下移的作用(图 6 - 21)。最上方的直肠横襞,位于直肠左侧襞上,距肛门约 11 cm。中间的直肠横襞大而明显,位于直肠右前襞上,相当于直肠前壁腹膜反折的水平,距肛门约 7 cm。

5. 肛管

肛管(anal canal)长约 4 cm,上接直肠,下止于肛门(图 6 - 21)。肛管内面有 6～10 条纵行的黏膜皱襞,称肛柱。肛柱下端借半月形黏膜皱襞相连,称肛瓣。肛瓣与其相连的肛柱下端形成一开口向上的隐窝,称肛窦,粪屑容易积累在此处阻塞肛窦口。

肛柱上端的连线称肛直肠线,是直肠与肛管的分界线。肛柱下端与肛瓣边缘的锯齿状环形线称为齿状线或肛皮线。齿状线上方为黏膜,由内脏神经支配,齿状线下方为皮肤,由躯体神经支配。因此,齿状线是皮肤与黏膜的分界线。齿状线下方有一宽约 1 cm 的环形区域,称肛梳,表面光滑,深层含有静脉丛,活体上呈浅蓝色。肛梳下方有一不明显的环行线,称白线,是肛门内、外括约肌的分界处。

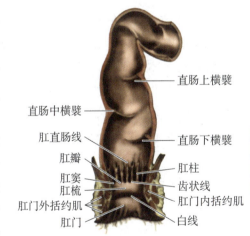

图 6-21 直肠和肛管内面观

肛管周围有肛门内、外括约肌和肛提肌等。肛门内括约肌有协助排便的功能,但不能括约肛门。肛门外括约肌受意识控制,按其纤维所在部位分为皮下部、浅部和深部。浅部和深部是控制排便的重要肌束。肛门外括约肌的浅部和深部、肛提肌、肛门内括约肌及直肠下份的纵行肌等,共同组成围绕肛管的肛直肠环。此环结构与功能受损,会导致大便失禁。

6. 肠的衰老改变

老年人肠壁供血欠佳,肠壁黏膜、肠腺、平滑肌萎缩,小肠上皮细胞数量减少,黏膜、肌层均变薄,小肠吸收能力减弱。结肠蠕动减弱,致老年人易发生便秘。肛门括约肌张力降低,易导致大便失禁。

随着人体衰老,肠道发生以下改变:①小肠上皮细胞数量下降,黏膜及肌层变薄,表面积平均每年减少10%,吸收功能下降,对脂肪的吸收储备能力有限,容易发生脂肪泻;肠道菌群失衡,球菌/杆菌比例增高,益生菌下降,条件致病菌增加;收缩频率、移行复合运动降低。②结肠上皮细胞凋亡减少,易发生继发性基因突变,结肠肿瘤患病率增加;吸收水分能力下降;肠内神经元数量减少、体积缩小,功能下降,结肠蠕动减弱。③直肠壁弹性下降,便意压力阈值升高,粪便通过时间延长;肛管最大收缩压降低,对直肠容量扩张的敏感性下降;肛管内括约肌逐渐增厚。④焦虑、抑郁等异常心理因素,也会通过脑-肠轴,影响整个胃肠动力。

巩固提高

问题1:简述胃的位置和分部。

问题2:一腹部手术病人,术后出现肠管膨出,如何鉴别膨出的肠管是大肠还是小肠?

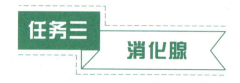

任务三 消化腺

案例导入

张奶奶,83岁,半年前老伴去世,独子在国外工作,经济条件尚好但自理能力较差。平素身体健康,但半年来体重下降8kg,医院体检未发现明显器质性病变。张奶奶自诉老伴去世后,食欲减退,常无饥饿感,食量明显减少,情绪低落,生活兴趣下降。

思考1:消化腺包括哪些主要腺体?它们在食物的消化过程中分别起什么作用?老年人的消化腺(如唾液腺、肝脏、胰腺等)功能会发生哪些变化?

思考2:肝脏的结构特点如何?胰腺的结构和功能如何?胆汁的产生和排泄路径是怎样的?

学习内容

腹膜

一、消化腺

消化腺包括大消化腺和小消化腺2种。大消化腺是肉眼可见、独立存在的器官,如大唾液腺、肝、胰;小消化腺是位于消化管壁内的小腺体,如胃腺和肠腺等。

1. 唾液腺

唾液腺能分泌并向口腔内排泄唾液,分为小唾液腺和大唾液腺。大唾液腺有3对,包括腮腺、下颌下腺和舌下腺(图6-22)。①腮腺:最大,形状不规则,位于外耳道前下方,其前缘发出腮腺管,于颧弓下一横指处,穿咬肌前缘转向内侧,斜穿颊肌,开口于腮腺管乳头。②下颌下腺:扁椭圆形,位于下颌体下缘及二腹肌前、后腹所围成的三角内,开口于舌下阜。③舌下腺:位于舌下襞的深面,其排泄管有大、小2种。大管与下颌下腺管汇合开口于舌下阜,小管开口于舌下襞。

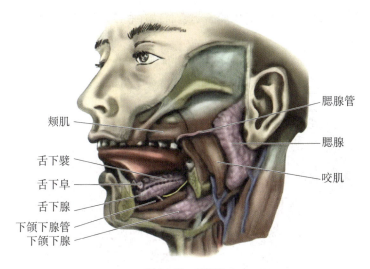

图6-22 唾液腺

2. 肝和胆囊的结构及功能

肝(liver)是人体最大的消化腺,重约 1.5 kg。肝呈红褐色,质软而脆,受暴力打击时易发生破裂。肝呈不规则的楔形,可分为前、后两缘,上、下两面。肝在蛋白质、脂类、糖类和维生素等物质的合成、转化与分解中发挥关键作用,同时还参与激素、药物的代谢和解毒过程。此外,肝还维持着胆汁分泌、免疫防御(如吞噬病原体)等重要功能,并在胚胎时期承担造血功能。

(1)肝的形态和位置

肝的上面凸隆,贴于膈下,又称膈面,借镰状韧带分为大而厚的肝右叶和小而薄的肝左叶(图6-23)。肝的下面凹凸不平,与腹腔器官相邻,又称脏面,此面有排列呈"H"形的2条纵沟和1条横沟。右纵沟宽而浅,其前部为胆囊窝,容纳胆囊,后部为腔静脉沟,有下腔静脉通过。左纵沟窄而深,容纳韧带。横沟称肝门,是肝固有动脉、肝门静脉、肝管、神经和淋巴管等出入肝的部位。肝的下面借"H"形的沟分为肝右叶、肝左叶、方叶和尾状叶。

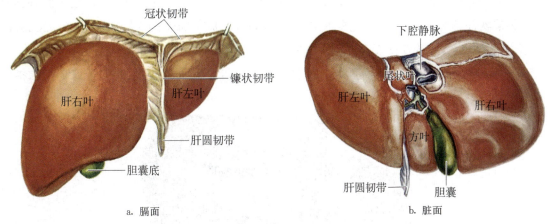

图6-23 肝脏

肝位于腹腔内,大部分位于右季肋区和腹上区,小部分位于左季肋区。肝的上界与膈一致;肝的下界,右侧大致与右肋弓一致,在腹上区可达剑突下方约 3 cm。在平静呼吸时,肝可上下移动 2~3 cm。

(2)胆囊和输胆管道

胆囊(gallbladder)位于右季肋区、肝下面的胆囊窝内,呈长梨形,可分为胆囊底、胆囊体、胆囊颈和胆囊管4个部分(图6-24)。胆囊底常露出于肝的前缘,与腹前壁相贴,其体表投影在右锁骨中线与右肋弓下缘交点处。当胆囊病变时，此处可有明显压痛。胆囊有储存和浓缩胆汁的作用，成人容量约为 40~60 mL。

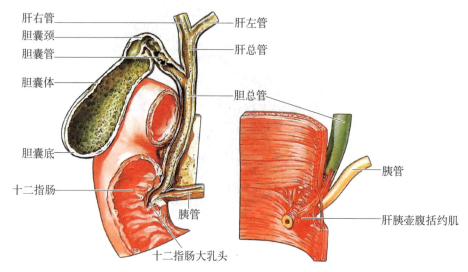

图 6-24　胆囊与输胆管道

输胆管道是将肝细胞分泌的胆汁输送至十二指肠的管道，简称胆道（图 6-24）。肝内胆小管先汇合成小叶间胆管，小叶间胆管逐级汇合，在肝门内汇合成肝左管和肝右管，肝左管与肝右管出肝门后汇合成肝总管，肝总管下行与胆囊管汇合成胆总管，胆总管在肝十二指肠韧带内下行，与胰管汇合，斜穿十二指肠降部的后内侧壁，两者汇合处形成膨大的肝胰壶腹（Vater 壶腹），开口于十二指肠大乳头。在胆总管、胰管的末端及肝胰壶腹的周围有增厚的环形平滑肌，称肝胰壶腹括约肌（Oddi 括约肌）。肝胰壶腹括约肌具有控制胆汁和胰液排出的作用。黄疸是由于血中胆红素浓度增高引起的巩膜、黏膜、皮肤以及其他组织和体液发生黄染的一种临床征象。老年人患肝、胆、胰腺等疾病时经常可见到黄疸，必须引起足够的重视。

3. 胰腺的结构和功能

（1）胰腺的形态和位置

胰（pancreas）位于胃的后方，在第 1、2 腰椎的高度横贴于腹后壁，前面被有腹膜，是腹膜外器官。胰呈长条形，质柔软，色灰红，可分为胰头、胰体、胰尾 3 个部分。胰头为右端膨大部分，被十二指肠环抱，胰体位于胰头和胰尾之间，尾为伸向左上方较细的部分，紧贴脾门。

在胰腺的实质内有胰的输出管，称胰管。胰管与胆总管汇合成肝胰壶腹，共同开口于十二指肠大乳头（图 6-25）。

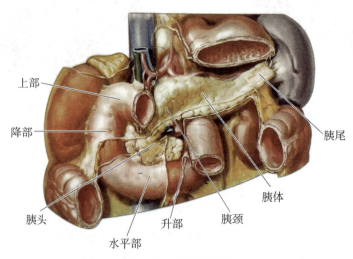

图 6-25　十二指肠和胰

（2）胰液及其作用

胰液由胰腺外分泌部分泌，成人每日胰液的分泌量为1~2 L。纯净的胰液为无色、无味的碱性液体，pH值为7.8~8.4。胰液主要含有胰淀粉酶、胰脂肪酶、胰蛋白酶原和糜蛋白酶原等多种消化酶，以及水和碳酸氢盐等成分。

①碳酸氢盐：其主要作用是中和进入十二指肠的胃酸，使肠黏膜免受强酸的侵蚀，同时为小肠内各种消化酶提供适宜的碱性环境。②胰淀粉酶：可将淀粉水解为麦芽糖。胰淀粉酶水解淀粉的效率很高，与淀粉接触10分钟，即可将淀粉完全水解。③胰脂肪酶：可将脂肪分解为脂肪酸、甘油一酯和甘油。④胰蛋白酶原和糜蛋白酶原：这2种酶原都是以无活性的酶原形式存在于胰液中。在肠腔中，胰蛋白酶原被小肠液中的肠致活酶激活为胰蛋白酶，胰蛋白酶又可激活糜蛋白酶原为糜蛋白酶。两者一同作用于蛋白质时，可使其分解为小分子的多肽和氨基酸。

由于胰液中含有消化3种主要营养物质的消化酶，因此，它是所有消化液中消化能力最强、消化功能最全面的1种消化液。当胰液分泌缺乏时，即使其他消化腺的分泌都很正常，食物中的脂肪和蛋白质也不能被完全消化和吸收，常可引起脂肪泻。同时，也可使脂溶性维生素A、维生素D、维生素E、维生素K等吸收受到影响，但对糖的消化和吸收影响不大。

二、肝、胆囊和胰腺的衰老改变

在老年人群中，胆囊炎和消化道肿瘤的发病率显著上升。即使在没有器质性疾病的情况下，老年人也常出现消化不良、呃逆（打嗝）、便秘、腹泻、恶心、呕吐、食欲不振、胃肠道胀气以及体重异常波动等症状。

1. 肝

随着年龄增长，老年人的肝细胞数量减少并发生变性，导致肝脏体积缩小、重量减轻、功能减退，合成蛋白质的能力下降。老年人肝脏可能出现轻度脂肪变性，肝硬化的发生率和死亡率增加，但临床症状通常不明显，有时仅表现为脾脏肿大。此外，老年人肝脏中转氨酶活性降低，药物代谢速度减慢，药物作用时间延长，易出现药物不良反应。

老年人脂肪肝

2. 胆囊和胆道

老年人的胆道系统发生退行性改变，表现为黏膜萎缩、肌层肥厚、弹力下降和管壁松弛。胆汁分泌减少，胆汁中胆固醇浓度增高，使胆汁变得浓稠，胆石症的发病率显著增加。同时，胆总管近十二指肠乳头部分逐渐变窄，导致急性胆囊炎、胆总管结石和胆道肿瘤的发病率上升。

3. 胰腺

老年人胰腺的重量减轻，位置下降，胰液中脂肪酶分泌减少，导致脂肪吸收率降低，易发生脂肪泻。此外，胰腺功能的减退还可能影响糖代谢，增加老年人患糖尿病的风险。

巩固提高

问题1：肝脏和胰腺在消化和代谢过程中分别扮演什么角色？

问题2：针对老年人常见的肝脏和胰腺疾病（如脂肪肝、肝硬化、胰腺炎、糖尿病等），有哪些预防措施和健康管理策略？

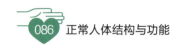

任务四 消化系统的功能

案例导入

以身试菌，获诺贝尔奖

王老先生，81岁，近2年来反复发生上腹部胀痛、反酸、嗳气、食欲不振等。王先生平时喜欢喝酒和咖啡，2天前上述症状加重。体格检查显示，生命体征无异常，消瘦，粪便隐血试验（＋）。胃镜检查示胃黏膜呈颗粒状，黏膜血管显露，色泽灰暗，皱襞细小。幽门螺杆菌检测结果为阳性。

思考1：胃的结构和功能？如何预防幽门螺杆菌感染？王老先生平时喜欢喝酒和咖啡，这些习惯是否与他的胃部疾病有关？

思考2：为什么说小肠是食物消化和吸收的主要场所？老年人小肠的吸收功能有哪些变化？

学习内容

一、营养物质的消化和吸收

人体进行正常的生命活动，不仅要通过呼吸从外界获得足够的 O_2，还必须摄取营养物质，以供组织细胞更新和完成各种生命活动的物质和能量需要。营养物质来自食物，食物中的营养物质包括蛋白质、脂肪、糖类、维生素、水和无机盐。除了水、无机盐和大多数维生素可以直接被人体吸收利用外，蛋白质、脂肪和糖类等结构复杂的大分子有机物，必须先在消化道内分解成为结构简单的小分子物质，才能透过消化道黏膜进入血液循环。

食物在消化道内分解成可以被吸收的小分子物质的过程，称为消化。消化后的小分子物质以及水、无机盐和维生素通过消化道黏膜进入血液和淋巴循环的过程，称为吸收。消化和吸收是2个既密切联系又相辅相成的过程。不能被吸收和消化的食物残渣以及消化道脱落的上皮细胞等最后以粪便的形式排出体外。

1. 营养物质的消化

消化过程是吸收的重要前提。消化过程从口腔开始，食物在口腔停留的时间约15～20秒。在口腔内，通过咀嚼和唾液中酶的作用，食物得到初步消化，被唾液湿润和混合的食团经吞咽动作通过食管进入胃内。口腔中的唾液对食物有较弱的化学消化作用。

胃的主要功能是暂时储存食物并进行初步消化。食物进入胃后，经过胃的机械性和化学性消化，食团逐渐被胃液（盐酸、胃蛋白酶、内因子、黏液）水解和胃运动研磨，形成食糜。胃的运动还使食糜逐次、少量地通过幽门，进入十二指肠。

小肠是食物消化和吸收最主要的部位。食糜由胃进入小肠后，即开始了小肠内的消化。小肠内的消化是整个消化过程中最重要的阶段。在这里，食糜受到多种消化液（胰液、胆汁和小肠液）的化学性消化以及小肠运动的机械性消化。绝大部分营养物质在此部位被吸收。因此，食物通过小肠后消化过程基本完成，未被消化的食物残渣被推送到大肠，形成粪便排出体外。食糜在小肠内停留的时间一般为3～8小时。

2. 营养物质的吸收

第七营养素：膳食纤维

吸收是指食物的成分或其消化后的产物，通过消化道上皮细胞进入血液和淋巴的过程。消化管不同部位的吸收能力和吸收速度是不同的，这主要取决于各段消化管的组织结构，以及食物在各部位被消化的程度和停留的时间。在口腔和食管内,食物实际上是不被吸收的。在胃内,食物的吸收也很少,胃可吸收酒精和少量的水。小肠是吸收的主要部位,一般认为,糖类、蛋白质和脂肪的消化产物大部分是在十二指肠和空肠吸收的。回肠有其独特的功能,即主动吸收胆盐和维生素 B_{12}。对于大部分营养成分及无机盐,当它到达回肠时,通常已吸收完毕,因此,回肠主要是吸收功能的储备部位。小肠内容物进入大肠时已经不含有多少可被吸收的营养物质。大肠主要吸收水分和盐类,一般认为,结肠可吸收进入其内容物中 80% 的水和 90% 的 Na^+ 和 Cl^-。大肠内的细菌能利用肠内较为简单的物质合成维生素 B 复合物和维生素 K,被大肠黏膜吸收。

三、老年人小肠的功能特点

小肠主要有以下几种老化表现。

1. 吸收功能

随年龄增长,小肠表面积逐渐减少(平均每年减少 10%),黏膜下层的集合淋巴结较青年人少,但因小肠长度长、黏膜面积大、储备功能强大,很少发生吸收不良,一般 80 岁以上的老年人吸收功能有明显降低。老年人消化腺(尤其是胰腺)结构退化,分泌消化酶的潜在功能降低,对脂肪吸收的储备能力有限,当大量食用脂类食物时,易发生脂肪泻。老年人小肠对钙的吸收随年龄的增长而逐渐减少,故补充活性维生素 D、钙剂或增加食源性钙摄入,对防治老年人骨质疏松是必需的(图 6-26)。

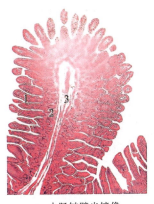
a. 小肠皱襞光镜像

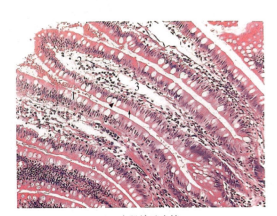
b. 小肠绒毛光镜

图 6-26 小肠绒毛光镜

2. 肠道菌群

老年人肠道菌群老化,表现为球菌/杆菌比例增高,双歧杆菌等有益菌减少,而大肠埃希菌等致病菌增加。老年人肠道内具有抗炎作用的菌群,如厚壁菌及双歧杆菌比例下降,而某些促炎细菌,如肠杆菌属随增龄而增加,老年人肠道黏膜上皮细胞分泌的促炎因子与抗炎因子比例失调,增加了黏膜上皮细胞的通透性,与老年人常见的慢性低度炎症关系密切。

3. 运动功能

老年人小肠收缩频率、移行复合运动和集簇收缩降低,但整体运动功能储备良好。

四、老年人吞咽困难和功能性消化不良

1. 老年人吞咽困难

老年人常由于以下几种原因导致吞咽困难。①肌肉力量减弱:吞咽相关肌肉(如喉部肌肉、食管肌肉等)的力量下降,影响吞咽动作的协调性和有效性。②器官老化:口腔、咽喉、食管等器官结构和功能

随着年龄增长而逐渐退化，如咽部感觉减退、食管蠕动能力下降等。③唾液分泌减少：唾液分泌减少会导致食物在口腔内的润滑作用降低，增加吞咽难度。

2. 老年人功能性消化不良

功能性消化不良是指一组源自上腹部、持续存在或反复发生的症候群，主要包括上腹部疼痛或烧灼感，上腹胀闷或早饱感，餐后饱胀、食欲不振、嗳气、恶心或呕吐等症状，但上消化道内镜、肝胆胰影像学和生化检查均未见明显异常。

巩固提高

一粒济天下，
造福世界粮

问题1：老年人吞咽困难的生理机制是什么？

___

问题2：老年人功能性消化不良的常见症状有哪些？

___

问题3：照护员应如何对老年人及其家人进行消化系统疾病的健康教育？

___

项目七

呼吸系统

项目导读

吸烟不仅损害呼吸系统，诱发多种呼吸系统疾病，还是加速衰弱进程的关键危险因素之一，显著增加老年衰弱患者的死亡风险。流行病学数据显示，吸烟量越大、开始吸烟的年龄越小、吸入深度越深，肺癌的发病率和死亡率越高。每年5月31日被定为"世界无烟日"，旨在倡导和普及不吸烟的健康理念。同学们，让我们深入学习呼吸系统的相关内容吧！

呼吸系统由呼吸道和肺组成。呼吸道是气体进出的通道，包括鼻、咽、喉、气管和支气管等。临床上通常把鼻、咽、喉称为上呼吸道，把气管和各级支气管称为下呼吸道。肺由肺实质和肺间质构成，肺实质包括肺内各级支气管和肺泡；肺间质包括肺内结缔组织、血管、淋巴管和神经等。

呼吸系统的主要功能是与外界环境之间进行气体交换，即吸入O_2、呼出CO_2。此外，还有嗅觉、发音等功能。

任务目标

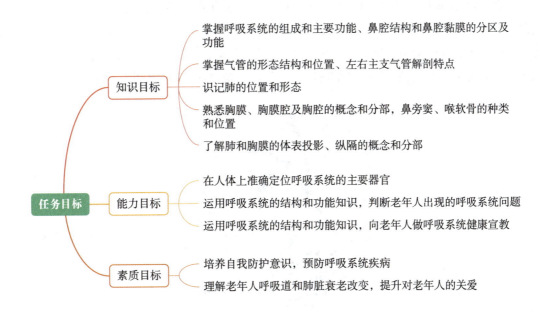

核心概念

呼吸系统　呼吸道　鼻　咽　喉　气管　支气管　肺脏　胸膜腔　纵隔

任务一 呼吸道

案例导入

李某,男,30岁,3天前无明显诱因出现发热,体温最高达38.5℃,伴有咳嗽、咽痛,无鼻塞、流涕、头痛、呕吐等症状。自服抗生素2日,症状无明显好转,到医疗机构进一步完善检查后诊断为上呼吸道感染。

思考1:呼吸道的组成和功能有哪些?何为上呼吸道?

思考2:呼吸系统的组成和主要功能有哪些?吸入空气依次经过了哪些呼吸道?气管异物易坠入右主支气管的结构基础是什么?

学习内容

一、鼻

鼻是呼吸道的起始部位,能够净化吸入的空气并调节其温度和湿度。它是最重要的嗅觉器官,还可辅助发音。鼻包括外鼻、鼻腔和鼻旁窦(鼻窦)3个部分。

1. 外鼻

外鼻上窄下宽,位于面部的中央(图7-1)。外鼻以鼻骨和鼻软骨为支架,外覆皮肤,内衬黏膜,分为骨部和软骨部。其上端于两眼之间为鼻根,向下延伸为鼻背,下端突出为鼻尖,鼻尖两侧弧形扩大为鼻翼,当呼吸困难时,可出现明显的鼻翼扇动。鼻尖下方开口处为鼻孔,是气体进出呼吸道的门户,两鼻孔之间的结构为鼻柱。从鼻翼向外下方到口角的浅沟称鼻唇沟。正常人两侧鼻唇沟的深度对称,面肌瘫痪时,瘫痪侧的鼻唇沟变浅或消失。鼻尖和鼻翼处的皮肤较厚,富含皮脂腺和汗腺,与深部皮下组织和软骨膜连接紧密,容易发生疖肿,故发炎时,局部肿胀压迫神经末梢,可引起较剧烈的疼痛。

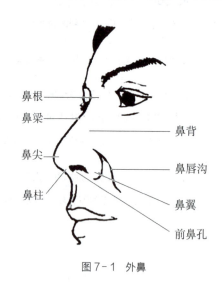

图7-1 外鼻

2. 鼻腔

鼻腔是呼吸道的重要部分,分为鼻前庭和固有鼻腔。鼻前庭内衬皮肤,生有鼻毛,可过滤、净化空气。固有鼻腔内覆黏膜,分为嗅区和呼吸区,分别负责嗅觉和呼吸功能。

鼻腔被鼻中隔分为左、右2个腔。鼻中隔由筛骨垂直板、犁骨、鼻中隔软骨以及被覆黏膜构成(图7-2)。鼻中隔前下部的血管丰富且位置表浅,易破裂,称易出血区(Little区),约90%的鼻出血发生与此区有关。

急性上呼吸道感染

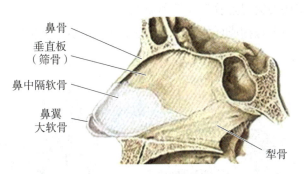

图7-2 鼻中隔

3. 鼻旁窦

鼻旁窦旧称副鼻窦,为鼻腔周围的含气骨腔,内衬黏膜,能调节吸入空气的温度和湿度,对发音起共鸣作用(图7-3)。鼻旁窦共4对,即上颌窦、额窦、筛窦和蝶窦,分别位于同名的颅骨内。其中,上颌窦是最大的鼻旁窦,易受炎症或癌肿影响,且其窦口位置高于窦底,易导致炎症时引流不畅,形成慢性炎症(图7-4)。

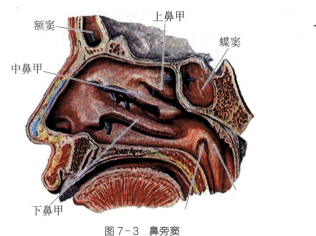

图7-3 鼻旁窦

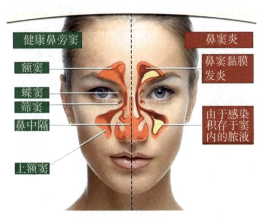

图7-4 鼻窦炎

二、咽

咽是一前后略扁的漏斗形肌性管道,位于第1～6颈椎前方,上端附于颅底,向下于第6颈椎下缘或环状软骨的高度续于食管。咽具有吞咽功能、呼吸功能、保护和防御功能以及共鸣作用。此外,咽也是一个重要的发音共振器,对发音起辅助作用。

三、喉

喉是呼吸和发音的器官,由软骨、肌肉和黏膜构成。喉腔分为喉前庭、喉中间腔和声门下腔3个部分(图7-5)。其中,声门下腔黏膜下组织比较疏松,炎症时易引起水肿。喉可随吞咽及发音上下移动,当头部转动时也可左右移动。喉两侧为颈部的大血管、神经及甲状

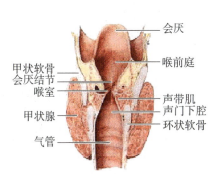

图7-5 喉腔

腺侧叶。

喉软骨构成喉的支架,包括不成对的甲状软骨、环状软骨、会厌软骨和成对的杓状软骨等(图7-6)。甲状软骨是喉部最大的软骨,是喉结所在。环状软骨对呼吸通畅至关重要。会厌软骨吞咽时,会厌覆盖喉口防止呛咳。杓状软骨底端的突起附着声韧带和喉肌。

杓状软骨底和环状软骨板上缘构成环杓关节,可调节声门大小。甲状软骨下角和环状软骨侧方构成环甲关节,可控制声带紧张度。

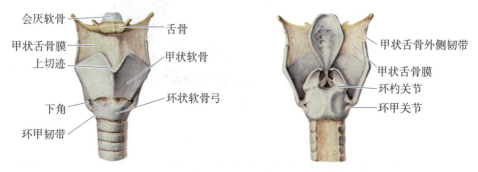

图7-6 喉软骨及其连结

四、气管与支气管

气管是连接喉部与肺部的通道,分为颈段和胸段。气管颈部位置较表浅,在颈静脉切迹上方可以摸到。前面除舌骨外肌群外,在第2~4气管软骨外环的前方有甲状腺峡部,两侧有颈部大血管和甲状腺侧叶,后方是食管。临床上常在第3~5气管软骨环处行气管切开术,急救喉阻塞而致呼吸困难的患者(图7-7)。

急性气管支气管炎症

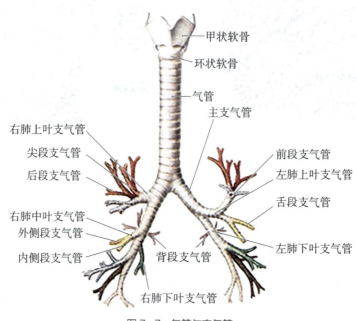

图7-7 气管与支气管

主支气管由气管在胸骨角平面分出后,行向下外,左、右各一,经肺门入肺,左主支气管细长,走行较倾斜;右主支气管粗短,走行较陡直,故气管内异物多坠入右主支气管。

五、老年人呼吸道的特点

1. 呼吸道的结构改变

①鼻、鼻旁窦：黏膜萎缩变薄、腺体萎缩分泌减少、纤毛运动功能障碍、血流灌注减少等，可引发鼻腔干燥、出血及鼻窦感染。②咽：咽黏膜和咽部淋巴组织发生退行性萎缩，以腭扁桃体最显著，可能导致咽部防御功能下降，易患咽炎等。③喉：喉软骨钙化、黏膜变薄、声带弹性减弱，可能导致声音嘶哑、发音困难等问题。④气管、支气管和小气道：气管及支气管黏膜上皮和黏液腺发生退行性改变，鳞状上皮化生，分泌功能减退；软骨钙化变硬，黏膜纤毛运动减弱，局部防御功能降低，易致老年人患呼吸道感染、慢性支气管炎等疾病。

老年人呼吸道改变的防护建议

2. 呼吸力学的改变

呼吸力学系统中，非弹性阻力包括气道阻力（占75%～85%）和组织黏滞阻力（占15%～25%）。随着年龄增长，肺泡弹性回缩力减弱、小气道壁支撑结构退化和黏膜下腺体增生导致的管腔狭窄，易引起小气道阻力上升。虽然小气道分支众多且横截面积大，但其对总气道阻力的贡献度仅为10%～20%。值得注意的是，在慢性阻塞性肺病（COPD）患者中，小气道阻力贡献度可超过50%。

巩固提高

问题1：某患者发热伴咽痛，无咳嗽，试判断感染位于上呼吸道还是下呼吸道，并阐述判断依据。

_____

_____

问题2：哪些训练项目可以促进老年人呼吸功能的恢复？

_____

_____

老年人呼吸系统疾病康复方案设计

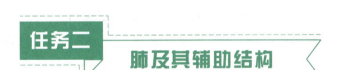

案例导入

李伯伯，80岁，入院前1小时，护理人员发现患者发热，最高体温39.5℃，间断咳嗽、咳痰，痰液黏稠且量多，咳痰无力，伴有呼吸困难，测得血氧饱和度为64%。进一步完善检查后诊断为重症肺炎。

思考1：肺的位置在哪？

思考2：肺的主要形态特征有哪些？

学习内容

一、肺

1. 肺的位置和形态

肺是人体进行气体交换的器官，位于胸腔内，左、右各一，下方为膈（图7-8）。右肺比左肺宽、短，是因为膈右侧较高且心脏偏左。肺质软，呈海绵状，富有弹性，表面覆盖胸膜，可见肺小叶轮廓。肺的颜色受年龄、环境、吸烟与否等影响,幼儿的肺呈淡红色,成人因吸入尘埃而呈深灰色或蓝黑色,吸烟者颜色更深。肺呈半圆锥形,有一尖、一底、两面和三缘。肺尖突出至颈根部,肺底位于膈上方,肋面隆凸,内侧面邻近纵隔,称纵隔面,中部凹陷处为肺门,是主要结构进出之处,被结缔组织包裹形成肺根。左肺被斜裂分为上、下 2 叶,右肺被斜裂和水平裂分为上、中、下 3 叶。

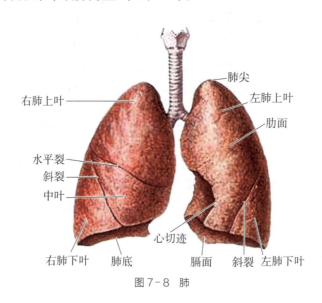

图 7-8　肺

2. 肺内支气管和支气管肺段

主支气管进入肺门后分为肺叶支气管,再进一步分支形成肺段支气管,最终形成肺泡,构成支气管树。每个肺段支气管及其肺组织构成一个肺段,呈圆锥形,尖端朝向肺门。左、右肺一般各有 10 个肺段,左肺有时因结构合并可减少至 8 个。肺段支气管阻塞会影响空气流通,临床上可用于定位诊断和肺段切除术。

3. 肺的组织结构

肺炎及其照护措施

肺组织柔软而富有弹性,由肺实质和肺间质组成,表面包有脏胸膜。肺实质包括肺内各级支气管及肺泡;肺间质是指肺内结缔组织、血管、神经和淋巴管等结构。主支气管自肺门入肺后反复分支,呈树枝状,故称支气管树。肺实质由肺内各级支气管和肺泡构成,按功能不同分为导气部和呼吸部(图 7-9)。导气部包括主支气管至终末细支气管,主要负责通气。呼吸部从呼吸性细支气管开始,直至肺泡,负责气体交换。呼吸部是肺进行气体交换的部分,依次包括呼吸性细支气管、肺泡管、肺泡囊和肺泡。

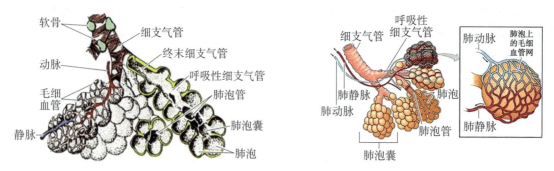

图 7-9　支气管和肺泡

肺有 2 套血管,一套为功能血管,与肺的气体交换有关,由肺动脉和肺静脉组成。另一套为营养血管,由支气管动脉和支气管静脉组成。

二、胸膜

1. 胸腔

由胸廓与膈围成,上界为胸廓上口,与颈部相通,下界借膈与腹腔分隔。胸腔内可分为3部,左、右两侧为胸膜腔和肺,中间为纵隔。

2. 胸膜

是一层薄而光滑的浆膜,分为脏、壁2层(图7-10)。紧贴于肺表面的浆膜,称脏胸膜,深入叶间裂内。衬贴于胸壁内面、膈上面和纵隔两侧的浆膜,称壁胸膜。

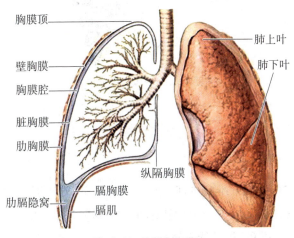

图7-10 胸膜与胸膜腔

壁胸膜按贴附部位不同,可分为4个部分。①胸膜顶:突出胸廓上口,覆盖肺尖,并与肺尖同高;②肋胸膜:衬于胸壁内表面;③膈胸膜:贴于膈的上面;④纵隔胸膜:贴附于纵隔两侧。

3. 胸膜腔

是由脏胸膜与壁胸膜在肺根处相互移行形成的封闭腔隙,左、右各一,互不相通,腔内呈负压,仅有少量浆液,可减少呼吸时2层胸膜间的摩擦(图7-10)。由于胸膜腔内负压的吸附作用,使脏胸膜和壁胸膜相互贴附在一起,实际上胸膜腔是2个潜在性的腔隙。壁胸膜各部相互转折处的胸膜腔部分,即使在深吸气时,肺缘也不能充满其间,这部分胸膜腔称为胸膜隐窝(胸膜窦)。其中,最重要的是肋膈隐窝,它是胸膜腔的最低部位,当胸膜发生炎症时,渗出液首先积聚于此处,是临床上行胸膜腔穿刺抽液的常选部位,同时也是易发生粘连的部位。

三、纵隔

两侧纵隔胸膜之间全部器官和组织的总称为纵隔。

1. 纵隔的境界及分部

纵隔前界为胸骨,后界为脊柱胸段,两侧界为纵隔胸膜,上界是胸廓上口,下界为膈。

纵隔通常以胸骨角平面(平对第4胸椎下缘)将纵隔分为上纵隔与下纵隔。下纵隔再以心包为界,分为前纵隔、中纵隔和后纵隔(图7-11)。

2. 纵隔的内容

上纵隔内主要有出入心的大血管、迷走神经、膈神经、胸腺、气管、食管、胸导管和淋巴结等。前纵隔内有少量淋巴结及疏松结缔组织。中纵隔内有心包、心和出入心的大血管等。后纵隔内有主支气管、食管、胸导管、奇静脉等。

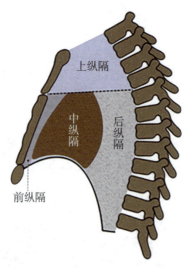

图 7-11 纵隔及其分部

四、老年人呼吸系统和辅助呼吸结构的衰老改变

1. 呼吸器官的衰老改变

①肺组织弹性下降：肺泡壁弹性纤维减少，肺泡间隔变薄，肺弹性回缩力减弱，肺残气量增加，肺活量下降，易导致呼气困难。②肺泡数量减少与表面积缩小：30岁后肺泡逐渐退化，80岁时肺泡数量可减少约30%，气体交换面积缩小，导致O_2扩散能力降低，血氧饱和度下降，活动后易气促。③支气管及气道结构改变：支气管黏膜萎缩，纤毛运动减弱，气道壁软骨钙化，管腔狭窄，导致排痰能力下降，易发生感染，如肺炎、支气管炎等。④肺血管硬化：肺毛细血管丛减少，血管壁增厚，肺动脉压升高，导致肺循环阻力增加，加重右心负荷，易诱发肺心病。

2. 辅助呼吸结构的衰老改变

①胸廓与骨骼变化：骨质疏松导致胸椎后凸（驼背），肋骨钙化、活动度降低，导致胸廓容积缩小，限制肺扩张。②呼吸肌力量减弱：膈肌、肋间肌等肌肉萎缩，肌力下降，导致最大通气量减少，咳嗽效率降低，易发生呼吸衰竭。③神经调节功能减退：呼吸中枢对缺氧和高碳酸血症的敏感性下降，导致夜间易出现低氧血症或睡眠呼吸暂停。

巩固提高

问题1：如何区分胸腔和胸膜腔？

问题2：老年人呼吸器官的主要变化有哪些？

项目八

泌尿系统

项目导读

肾脏作为一个持续运作的"净化工厂",是人体的主要排泄器官。其通过不断过滤血液,以排出代谢废物及过剩水分(即尿液),同时调节体内水、电解质和酸碱平衡,从而保障人体生命活动正常运行。肾脏产生多种生物活性物质,如肾素、促红细胞生成素等,肾素能够调节血压,促红细胞生成素能刺激骨髓制造红细胞。同学们,让我们来探索泌尿系统的奥秘吧!

泌尿系统由肾、输尿管、膀胱及尿道组成。它的主要功能是通过尿的生成,排出体内新陈代谢中产生的废物和多余的水,保持机体内环境的相对稳定。人体的排泄器官有肾、肺、皮肤和消化道等,肾是生成尿液的场所,是最主要的排泄器官。由肾生成的尿液,通过输尿管送到膀胱暂时贮存,当贮存到一定容量后,刺激排尿反射,经尿道排至体外。

任务目标

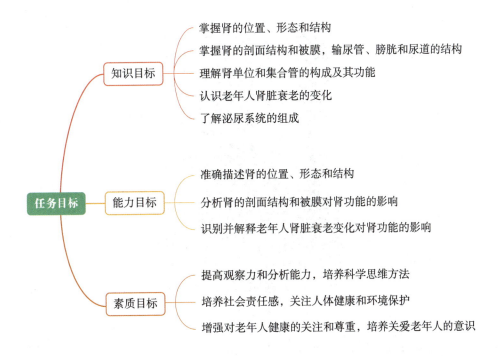

核心概念

肾脏　肾盂　肾门　肾小管　膀胱三角　输尿管

任务一 肾

案例导入

患者,男性,72岁,近期出现乏力、食欲不振、夜尿增多等症状。既往史:高血压病史10年,糖尿病病史5年。查体:血压140/90 mmHg,心率80次/分,呼吸频率18次/分。辅助检查:血红蛋白偏低,蛋白尿(+),糖尿(+),血肌酐升高,尿素氮升高。肾脏超声:双肾体积缩小,皮质回声增强。临床诊断为慢性肾脏病,可能与长期高血压和糖尿病有关。

思考1:肾脏的基本结构是什么?慢性肾脏病与长期高血压和糖尿病有何关系?

思考2:尿液排出依次经过哪些器官?影响尿量的因素有哪些?

学习内容

一、肾的位置和形态

肾位于腹膜的后方,脊柱的两侧,左、右各一。左肾上端平第11胸椎下缘,下端平第2腰椎下缘。由于受肝的影响,右肾比左肾约低半个椎体。第12肋斜穿过右肾后方的上部和左肾后方的中部。肾的位置存在个体和性别差异,一般女性低于男性,儿童低于成人(图8-1)。

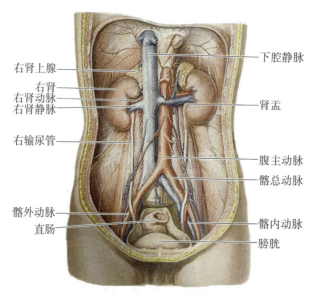

图8-1 肾及输尿管的位置

肾(kidney)为红褐色实质性器官,形似蚕豆,表面光滑(图8-1)。成年男性肾平均重130~150 g,长约10 cm,厚约4 cm,宽约5 cm。可分上、下两端,前、后两面,内、外两缘。上、下两端都较钝圆,但上端宽而薄,下端窄而厚。前面较凸,后面较扁平,紧贴腹后壁。外侧缘凸隆,内侧缘中部凹陷,称肾门,是肾动脉、肾静脉、肾盂、神经和淋巴管出入的部位。出入肾门的结构总称为肾蒂,右侧肾蒂较左侧的短,故临床上右肾手术难度较大。自肾门凹向肾内的腔隙,称为肾窦,其内容纳肾小盏、肾大盏、肾盂、肾动脉的分支、肾静脉的属支、淋巴管、神经和脂肪等。

二、肾的剖面结构及其被膜

从冠状面上看,肾实质分为皮质和髓质2个部分。肾皮质位于肾的浅部,富有血管,新鲜标本呈红褐色,肉眼可见密布的细小红色颗粒。肾皮质伸入髓质的部分称为肾柱。肾髓质位于肾皮质的深部,血管较少、色淡,主要由肾椎体构成。肾椎体的切面呈三角形,底朝向皮质,尖端圆钝,朝向肾窦称肾乳头,有乳头管开口。肾乳头被漏斗状的肾小盏包绕,2~3个肾小盏合成1个肾大盏,2~3个肾大盏合成1个肾盂。肾盂呈扁漏斗状,出肾门后逐渐变细,移行为输尿管(图8-2)。

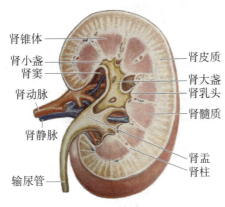

图8-2 肾的冠状切面(后面观)

肾外面包有3层被膜,由内向外依次为纤维膜、脂肪囊和肾筋膜,对肾起保护和固定作用。

三、肾的微细结构

肾实质主要由肾单位和集合管构成,其间有血管和少量结缔组织等。

1. 肾单位

肾单位是肾结构和功能的基本单位,两侧肾脏共有约200万个肾单位。肾单位可分为肾小体和肾小管2个部分。

(1) 肾小体

位于肾皮质内,呈球形,由肾小球和肾小囊构成。①肾小球:是位于入球小动脉和出球小动脉之间的一团毛细血管球,毛细血管壁由有孔的内皮细胞和基膜构成。②肾小囊:分为脏层和壁层。脏层为多突起的足细胞,其突起相互交错地贴在毛细血管基膜上,突起间的裂隙称为裂孔,裂孔上盖有一层薄膜,称裂孔膜。壁层为单层扁平上皮,与肾小管壁相连续。壁层和脏层之间的腔隙是肾小囊腔,与肾小管相通。

(2) 肾小管

是一条长而弯曲的上皮性管道,具有重吸收和分泌的功能。肾小管由近端小管、细段和远端小管3部分组成。①近端小管:包括曲部和直部。曲部上端续接于肾小囊腔,盘曲在肾小体附近,是肾小管中最长、最粗的一段。管壁上皮细胞略呈锥体形,游离面有排列整齐、丰富的微绒毛,称为刷状缘,它扩大了细胞的表面积,有利于重吸收。②细段:管壁薄,由单层扁平上皮构成,是肾小管3部中口径最小的部分。③远端小管:包括直部和曲部,管壁由单层立方上皮构成,细胞排列紧密,界限清晰,游离面微绒毛较短少。

2. 集合管

续接远端小管曲部,从肾皮质行向肾髓质,最后汇合成管径较粗的乳头管,乳头管开口于肾乳头。集合管具有重吸收和分泌的功能。

3. 肾小球旁器

包括球旁细胞和致密斑等。球旁细胞是入球小动脉特殊分化的上皮样细胞,能分泌肾素。致密斑是远端小管直部、近肾小体侧的上皮细胞增高形成的椭圆形结构,细胞核多位于细胞的顶部。致密斑是一种 Na^+ 感受器,可感受肾小管液中 Na^+ 含量的变化,并将信息传向球旁细胞,调节肾素的释放(图8-3)。

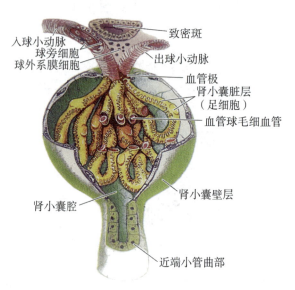

图 8-3 肾小体和球旁复合体

四、尿液

1. 尿量

正常人每昼夜排出的尿量约为 1000～2000 mL,平均 1500 mL。尿量的多少与水的摄入量、天气的冷热、某些疾病(糖尿病、急性肾炎等)等因素有直接关系。如果每昼夜尿量持续超过 2500 mL,称为多尿;100～500 mL 为少尿;不足 100 mL 则称为无尿。少尿或无尿时,机体的代谢产物不能全部排出,堆积体内,破坏内环境稳定,影响正常生命活动。

2. 尿液的理化特性

新鲜尿液为淡黄色,受尿量多少的影响,还受含色素的食物和某些药物的影响。尿比重一般为 1.015～1.035,渗透压一般高于血浆,pH 值为 5.0～7.0,与食物的成分有关。素食者,尿液 pH 上升;荤素杂食者,尿液 pH 下降。

3. 尿液的成分

尿液中的水约占 95%～97%,其余是溶解于水中的溶质。溶质包括有机物和无机物 2 类。有机物中主要是尿素,其余是肌酐、尿酸、胆色素等;无机物中主要是氯化钠、硫酸盐、磷酸盐、钾盐和铵盐类。

五、尿生成的过程

尿的生成包括 3 个基本过程,即肾小球的滤过、肾小管和集合管的重吸收、肾小管和集合管的分泌。

1. 肾小球的滤过

肾小球的滤过是指血液流经肾小球毛细血管时,血浆中的水分和小分子溶质通过滤过膜,滤入肾小囊腔形成原尿的过程。除蛋白质以外,原尿中其他成分及含量与血浆基本一致(表 8-1)。

表 8-1 血浆、原尿和终尿的成分比较(g/L)

成分	血浆	原尿	终尿
水	900	980	960
蛋白质	80	0.3	0
葡萄糖	1	1	0
钠	3.3	3.3	3.5
钾	0.2	0.2	1.5
氯	3.7	3.7	6.0
磷酸根	0.03	0.03	1.2
尿素	0.3	0.3	20.0
尿酸	0.02	0.02	0.05
肌酐	0.01	0.01	1.5
氨	0.001	0.001	0.4

每分钟由两侧肾脏生成原尿的总量称为肾小球滤过率(glomerular filtration rate，GFR)，正常成人约为 125 mL/min，这样算来，每昼夜可生成 180 L 原尿。实际上，最终只有不到 1% 形成终尿排出体外，这主要靠肾的滤过和重吸收功能。

肾小球的滤过功能主要取决于滤过膜和有效滤过压。

(1) 滤过的结构基础——滤过膜

血液流经肾小球毛细血管时，血浆中的某些成分向肾小囊腔滤出，形成原尿。滤出时通过的结构称为滤过膜，滤过膜由肾小球毛细血管内皮细胞、基膜和裂孔膜构成。肾小球滤过膜的 3 层结构中均有大小不等的孔道。滤过膜对物质的通透性取决于物质分子大小及所带电荷。一般来说，小分子物质易于通过，分子量超过 70 000 Da 的物质则完全不能通过；带正电荷者易于通过，带负电荷者则难以通过。

(2) 滤过的动力——有效滤过压

与组织液生成的有效滤过压相比较，因原尿中蛋白质含量甚微，原尿胶体渗透压可忽略不计，故肾小球有效滤过压＝肾小球毛细血管压－(血浆胶体渗透压＋肾小囊内压)。

正常情况下，肾小球毛细血管压为 6.0 kPa(45 mmHg)，入球小动脉端与出球小动脉端几乎相等。血浆胶体渗透压入球端为 3.3 kPa(25 mmHg)，出球端为 4.7 kPa(35 mmHg)，这是由于血浆中水分及小分子溶质不断滤出，血浆蛋白浓度逐渐增高所致。肾小囊内压约为 1.3 kPa(10 mmHg)。根据以上数值，计算出肾小球有效滤过压为：

$$入球端 = 6.0 - (3.3 + 1.3) = 1.4 \text{ kPa}$$
$$出球端 = 6.0 - (4.7 + 1.3) = 0 \text{ kPa}$$

结果表明，肾小球的滤过作用是从入球端的毛细血管开始，至出球端的毛细血管逐渐终止。

2. 肾小管和集合管的重吸收

经肾小球滤过的原尿进入肾小管后，称为小管液。小管液中的水和各种溶质，全部或部分经过肾小管和集合管上皮细胞的转运，重新回到血液中的过程，称为重吸收。每天生成的 180 L 原尿，99% 以上被重吸收，最后只有不到 1% 形成终尿排出体外。

(1) 重吸收的部位

由于肾小管各段和集合管的结构各有特点,故重吸收能力差异很大。近端小管重吸收能力最强,原尿中的各种营养物质(葡萄糖、氨基酸等)几乎全部在近端小管被重吸收,大部分水和电解质以及部分尿素、尿酸等,也在该段被重吸收。其余各段主要重吸收 Na^+、Cl^-、HCO_3^-、水和尿素等。

(2) 重吸收的方式

重吸收的方式有主动重吸收和被动重吸收。主动重吸收是小管上皮细胞逆浓度差或电位差的转运,需要消耗能量,如 Na^+、K^+、Ca^{2+}、葡萄糖、氨基酸等为主动重吸收。被动重吸收是顺浓度差、电位差或借渗透的转运,不需要消耗能量,如 HCO_3^-、尿素、水和大部分 Cl^- 等是被动重吸收。

(3) 重吸收的特点

主要有以下 2 个方面。

①选择性重吸收:一般来说,小管液中对机体有用的物质全部或大部分被重吸收,如葡萄糖、氨基酸、水、Na^+ 等。有些物质,如尿素、肌酐等,则很少或完全不被重吸收。这一特点,有利于机体废物的排出,保持内环境的相对稳定。

②有限性重吸收:当小管液中某种物质含量过多而超过肾小管重吸收限度时,尿中该物质便出现或增多。以葡萄糖为例,当血糖浓度过高,原尿中葡萄糖浓度超出重吸收限量,终尿中就会出现葡萄糖,称为糖尿。通常将开始出现糖尿时的血糖浓度称为肾糖阈,肾糖阈的正常值为 8.88~9.99 mmol/L(160~180 mg/dL)。

(4) 几种主要物质的重吸收

小管液中各种物质重吸收的量、部位、方式等各不相同。

①Na^+、Cl^-、K^+ 的重吸收:小管液中的 Na^+ 重吸收率为 99%,且绝大多数在近端小管经钠泵主动重吸收,Cl^- 和水随之被动重吸收。但在远端小管直部,Cl^- 为继发性主动重吸收。绝大部分 K^+ 在近端小管主动重吸收,终尿中的 K^+ 是由远端小管曲部和集合管分泌的。

②葡萄糖和氨基酸的重吸收:正常情况下,葡萄糖和氨基酸在近端小管全部重吸收。二者重吸收机理相似,均是以载体为媒介,借助 Na^+ 主动重吸收的继发性主动转运。

③水的重吸收:水的重吸收完全是一种渗透过程。小管液中的水 99% 被重吸收,仅排出 1%,若重吸收减少 1%,尿量将成倍增加。水的重吸收有 2 种情况,一种是在近端小管伴随溶质重吸收而重吸收,占重吸收水量的 60%~70%,与机体是否缺水无关,属必需重吸收;另一种是在远端小管和集合管,受抗利尿激素影响的重吸收,重吸收量的多少与体内是否缺水有关,属调节性重吸收,当机体缺水时,重吸收量就增多,反之,则减少。

3. 肾小管和集合管的分泌

肾小管和集合管上皮细胞将代谢产物或血液中的某些物质排入管腔的过程,称为分泌。肾小管和集合管上皮细胞分泌的物质主要是 H^+、K^+、NH_3 等,其作用主要是调节机体酸碱平衡。

六、影响和调节尿液生成的因素

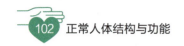
尿毒症

尿液生成过程受多种因素的影响和调节,这些因素均可使尿量和尿的成分发生改变。

1. 影响肾小球滤过的因素

(1) 有效滤过压的改变

有效滤过压增大时,肾小球滤过率随之增加,尿量增多;反之,尿量减少。构成有效滤过压的 3 种因素,任何 1 种发生改变都可影响有效滤过压。

①肾小球毛细血管压:正常情况下,当全身平均动脉压在 10.7~24.0 kPa(80~180 mmHg)之间时,

肾血管可通过自身调节,维持肾小球毛细血管压相对稳定,使肾小球滤过率无明显改变。但当全身平均动脉压降至10.7 kPa(80 mmHg)以下时,超过了肾脏的自身调节范围,肾小球毛细血管压会相应下降,有效滤过压降低,出现少尿,甚至无尿。

②血浆胶体渗透压:正常情况下比较稳定。当血浆蛋白浓度下降,如由静脉输入大量生理盐水时,血浆蛋白被稀释,血浆胶体渗透压下降,有效滤过压增大,尿量增多。

③肾小囊内压:正常情况下也比较稳定。但当肾盂或输尿管结石、肿瘤压迫使肾小管或输尿管阻塞时,会导致囊内压增大,有效滤过压降低,尿量减少。

(2)滤过膜的改变

包括滤过膜面积和通透性的改变。

①滤过膜面积:两肾滤过膜的总面积为$1.5\ m^2$以上。当患有某些疾病(如急性肾炎)时,由于炎症部位的肾小球毛细血管管径变窄或完全阻塞,有效滤过面积减少,肾小球滤过率随之降低,导致尿量减少。

②滤过膜的通透性:正常肾小球滤过膜通透性较为完整。如果肾小球受到炎症、缺氧、中毒等损害,使滤过膜通透性增加,则导致原来不能滤过的蛋白质甚至红细胞也可滤过,出现蛋白尿和血尿。

(3)肾小球血浆流量

在正常情况下,靠肾脏的自身调节,肾小球血浆流量能保持相对稳定。当剧烈运动、剧痛、大失血、休克、严重缺氧时,交感神经兴奋,可使肾血管收缩,肾小球血浆流量减少,肾上腺素、去甲肾上腺素、血管紧张素等也可使肾血管收缩,肾小球血浆流量减少。上述原因导致肾小球血浆流量的减少,将影响肾小球的滤过,使尿量减少。

2. 影响肾小管、集合管重吸收和分泌的因素

(1)小管液中溶质的浓度

小管液中溶质所形成的渗透压,是对抗肾小管、集合管重吸收水分的力量。当小管液中溶质浓度高时,渗透压升高,妨碍水的重吸收,使尿量增多。这种由于渗透压增高而引起的利尿称为渗透性利尿,糖尿病患者的多尿即属此。临床上常用不易被肾小管重吸收的药物(如甘露醇),提高小管液溶质浓度,使尿量增加,以达到利尿的目的。

(2)抗利尿激素(antidiuretic hormone,ADH)

又称血管升压素。抗利尿激素由下丘脑视上核和室旁核的神经元胞体合成,经下丘脑-垂体束至神经垂体贮存,当机体需要时,则释放出来。抗利尿激素的主要作用是提高远端小管和集合管上皮细胞对水的通透性,使水的重吸收增多,尿量减少。

抗利尿激素释放的有效刺激是血浆晶体渗透压的升高和循环血量的减少。

①血浆晶体渗透压的改变:下丘脑视上核及其附近区域存在渗透压感受器。当机体缺水,如大量出汗、严重呕吐或腹泻时,血浆晶体渗透压升高,对渗透压感受器刺激增强,反射性地促使抗利尿激素的合成和释放,使水的重吸收增加,尿量减少,有利于血浆晶体渗透压恢复正常。反之,若大量饮入清水后,血浆晶体渗透压下降,对渗透压感受器刺激减弱,抗利尿激素合成及释放减少,使水的重吸收减少,尿量增加,使血浆晶体渗透压恢复正常。这种由于大量饮清水后尿量增多的现象称水利尿。

②循环血量的改变:在右心房和胸腔大静脉存在容量感受器。当循环血量增加时,容量感受器兴奋,冲动经迷走神经传入下丘脑,使抗利尿激素合成及释放减少,水重吸收减少,尿量增多,排出多余水分以恢复正常循环血量。当循环血量减少(如大出血)时,上述作用相反,促进水的重吸收,以利于循环血量的恢复。

③其他因素:疼痛及精神紧张可促进抗利尿激素的释放;寒冷刺激可抑制其释放;下丘脑或下丘脑-垂体束发生病变时,抗利尿激素合成及释放发生障碍,尿量明显增多,严重时每日尿量可达10 L以上,称

为尿崩症。

（3）醛固酮

醛固酮是肾上腺皮质球状带分泌的一种类固醇激素。它的主要作用是促进远端小管和集合管对Na^+的主动重吸收，同时促进K^+的排出，即有保Na^+排K^+的作用。此外，对Cl^-和水的重吸收也增加。

醛固酮的分泌主要受肾素-血管紧张素-醛固酮系统以及血Na^+和血K^+浓度的调节。

①肾素-血管紧张素-醛固酮系统：当循环血量减少时，肾血流量减少，通过多条途径引起球旁细胞分泌肾素。肾素能使血浆中肝脏合成的血管紧张素原转变成血管紧张素Ⅰ，血管紧张素Ⅰ可进一步分解为血管紧张素Ⅱ，血管紧张素Ⅱ又可转变为血管紧张素Ⅲ。血管紧张素Ⅱ、血管紧张素Ⅲ都可刺激肾上腺皮质球状带合成和释放醛固酮。

②血K^+和血Na^+浓度：血K^+浓度升高或血Na^+浓度降低，都能直接刺激肾上腺皮质球状带分泌醛固酮增多；相反，血K^+浓度降低或血Na^+浓度升高时，则醛固酮分泌减少。其中，血K^+浓度变化对醛固酮分泌的影响更为明显。

七、老年人肾脏的结构特点和衰老变化

随着年龄的增长，老年人的肾脏结构和功能会发生一系列变化。

①肾脏大小和重量的变化：随着年龄的增长，肾脏逐渐缩小，重量减轻。这是因为肾实质逐渐减少，间质组织相对增加。

②肾小球的变化：肾小球的数量随着年龄的增长而减少，导致滤过面积减小。剩余的肾小球体积增大，以补偿滤过功能的下降。然而，这种代偿机制有限，最终导致肾功能减退。

③肾小管的变化：肾小管的功能也会随着年龄的增长而下降。近端小管的重吸收能力减弱，远端小管对Na^+的重吸收能力降低，导致尿液浓缩功能下降，夜尿增多。

④间质纤维化：随着年龄的增长，肾脏间质出现纤维化，影响了肾脏的正常功能。间质纤维化主要是由于慢性炎症反应引起的，进一步加剧了肾功能的衰退。

⑤动脉硬化：肾动脉可能出现硬化，影响血液供应。动脉硬化会导致肾脏供血不足，进一步加重肾功能损害。

⑥代谢变化：老年人的新陈代谢减慢，导致体内废物积累，增加了肾脏的负担。此外，老年人常常伴有高血压、糖尿病等慢性疾病，这些疾病会加速肾脏的衰老过程。

⑦肾功能减退：随着上述结构发生变化，老年人的肾功能逐渐减退。主要表现为肾小球滤过率(GFR)下降，尿素氮和肌酐水平升高。

巩固提高

尿石症

问题1： 试述肾脏的被膜及其意义。

_____

_____

问题2： 肾脏的主要功能是什么？

_____

_____

问题3： 老年人的肾脏功能通常会发生哪些变化？

_____

_____

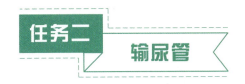

任务二 输尿管

案例导入

患者,男性,75岁,因突发剧烈腰痛、恶心呕吐、尿频尿急就诊。既往史:高血压病史15年,糖尿病病史7年。查体:血压150/95 mmHg,心率85次/分,呼吸频率20次/分。辅助检查:尿红细胞(+),尿白细胞(+),血肌酐升高,尿素氮升高。B超检查:右侧输尿管可见一约1.2 cm的强回声光团,后方伴声影。临床诊断为右侧输尿管结石。

思考1:输尿管的位置在哪里?输尿管的功能是什么?

思考2:输尿管的基本结构是什么?输尿管的3个狭窄在什么地方?

学习内容

输尿管是1对连接肾盂和膀胱的管道,主要功能是输送尿液,并防止尿液逆流。

一、输尿管的结构

输尿管(ureter)为1对细长的肌性管道,长约25～30 cm,直径0.5～0.7 cm。其上端与肾盂相续,沿腰大肌前面下行,于小骨盆上口处跨越髂总动脉分叉处的前方进入骨盆,斜行穿入膀胱壁,开口于膀胱底内面的输尿管口。全长有3处狭窄,分别位于起始处、跨越髂血管处和膀胱壁处。尿路结石下降,易嵌顿在这些部位。

二、输尿管的功能

当肾盂中尿液充盈时,输尿管通过蠕动将尿液从上到下逐渐输送到膀胱。同时,输尿管在膀胱开口处有1个防逆流装置,这是一个生理性阀门,当膀胱内压力过高或膀胱收缩时,该阀门关闭,以防止尿液逆流回肾脏。

三、老年人输尿管的结构特点和衰老变化

随着年龄的增长,老年人的输尿管结构和功能会发生以下一系列变化。

①输尿管壁增厚:由于长期的机械性刺激和慢性炎症反应,输尿管壁逐渐增厚,弹性降低,这可能导致尿液流动受阻,增加尿路感染的风险。

②输尿管扩张:部分老年人可能会出现输尿管扩张的情况,这是由于尿液反流或尿路梗阻引起的。长期存在输尿管扩张可能会导致输尿管功能受损。

③平滑肌萎缩:输尿管中的平滑肌随着年龄的增长而逐渐萎缩,导致其蠕动能力减弱,使尿液排出困难,容易形成尿潴留。

④黏膜退化:输尿管内的黏膜层也会随着年龄的增长而退化,表现为上皮细胞变薄、分泌功能下降,影响输尿管的自我清洁能力,增加感染的风险。

⑤血管硬化:输尿管周围的血管也可能出现硬化现象,影响局部血液循环。血液供应不足会导致组织缺氧,进一步加剧输尿管功能的衰退。

⑥神经调控减弱:随着衰老,神经系统对输尿管的控制能力减弱。神经调控减弱会影响输尿管的协调收缩,导致排尿不畅。

巩固提高

知识拓展
如何预防输尿管结石

问题1:结石易停留在输尿管的哪些位置?
_____
_____

问题2:老年人的输尿管功能通常会发生哪些变化?
_____
_____

任务三 膀胱与尿道

案例导入

患者,男性,72岁,2年前开始尿频、排尿困难、排尿线细、射程短、尿滴沥、排尿费劲。3个月前,排尿困难加重。昨晚饮酒后受凉,突然不能自行排尿,下腹胀痛、膨隆,前列腺如鸭蛋大小,前列腺沟消失,表面光滑,无触痛。临床诊断为前列腺肥大。

思考1:膀胱的形态结构如何?膀胱的位置在哪里?
思考2:尿液的排放过程如何?

学习内容

一、膀胱

1. 形态和位置

膀胱(urinary bladder)是贮尿的肌性囊状器官,它的形态、大小和位置随充盈程度不同而有较大变化。成人膀胱容量约为300~500 mL。膀胱空虚时呈锥体形,膀胱尖朝向前上方,膀胱底朝向后下方,尖、底之间称膀胱体,最下部称膀胱颈,其下端有尿道内口。膀胱充盈时,形状变为卵圆形,顶部高出耻骨上缘,将腹膜上推。因此,当膀胱充盈时,沿耻骨联合上缘进行膀胱穿刺,穿刺针可不经过腹膜直接进入膀胱。膀胱底在男性体内与精囊、输精管末端和直肠相邻;在女性体内则与子宫及阴道相邻(图8-4)。

2. 膀胱壁的结构

膀胱壁由黏膜、肌层和外膜构成。黏膜上皮为变移上皮,膀胱空虚时,黏膜形成许多皱襞,充盈时则消失。膀胱底的内面,两输尿管口和尿道内口之间的三角形区域,黏膜平滑无皱襞,称膀胱三角,是肿瘤的好发部位。肌层为平滑肌,可分为内纵、中环和外纵3层,相互交错构成逼尿肌。外膜在膀胱上面为浆膜,其余部分为纤维膜。

二、尿道

尿道(urethra)是膀胱通往体外的管道。男性尿道兼有排尿和排精功能,故在生殖系统叙述。女性尿

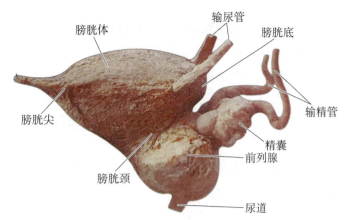

图 8-4 膀胱侧面观(男性)

道仅有排尿功能,起于尿道内口,向前穿过尿生殖膈,终于尿道外口,全长约 3～5 cm,短而直,易引起逆行性尿路感染。尿道内口有环形平滑肌,称尿道内括约肌;尿生殖膈处有环形骨骼肌,称尿道外括约肌。

三、尿液的排放

1. 膀胱及尿道括约肌的神经支配

膀胱逼尿肌和尿道内括约肌受腹下神经(属交感神经)和盆神经(属副交感神经)的双重支配。盆神经兴奋使逼尿肌收缩,尿道内括约肌舒张,促进排尿;腹下神经兴奋使逼尿肌舒张,尿道内括约肌收缩,阻止排尿。尿道外括约肌受阴部神经(属躯体神经)支配,是随意肌。

2. 排尿反射

排尿是自主神经和躯体运动神经共同参与的反射活动。膀胱充盈量达到一定程度,将刺激膀胱壁牵张感受器,冲动沿盆神经传入,到达脊髓骶段的初级排尿中枢,同时上传到脑干和大脑皮层的排尿反射高级中枢,产生尿意。若环境条件不允许,初级中枢受到高级中枢的抑制,暂不能引起排尿活动。若环境条件允许,则通过盆神经引起膀胱逼尿肌收缩,尿道内括约肌舒张,尿被释放入后尿道,尿液对后尿道产生刺激,反射性地抑制阴部神经,引起尿道外括约肌舒张,尿液被排出体外。

当脊髓骶段初级中枢与大脑皮层高级中枢的联系受损,初级中枢失去了大脑皮层的意识控制时,会出现尿失禁。膀胱充盈尿液但不能排出称为尿潴留,常见于脊髓骶段初级中枢或传入、传出神经损伤,影响排尿反射活动所致。

四、老年人尿道和膀胱的衰老变化

老年人尿道和膀胱的衰老变化同样显著,以下是对其衰老特点的概述。

1. 尿道的变化

①尿道括约肌功能下降:随着年龄增长,尿道括约肌的弹性逐渐减弱,可能导致尿失禁的风险增加。这种变化使得老年人在咳嗽、打喷嚏或进行其他增加腹压的活动时,更容易出现尿液不自主流出的情况。

②尿道狭窄:由于长期的慢性炎症、前列腺增生或尿道结石等因素,老年人的尿道可能会出现狭窄。尿道狭窄会导致排尿困难、尿流缓慢等症状,严重时需要手术治疗。

③尿道感染易发:老年人的免疫力降低,尿道括约肌功能下降,使得尿道更容易受到细菌等病原体的感染。尿道感染可能导致尿频、尿急、尿痛等症状,严重时还会引发全身性感染。

2. 膀胱的变化

①膀胱容量减少:随着年龄增长,膀胱的弹性纤维逐渐减少,导致膀胱容量下降。这意味着老年人需

要更频繁地排尿,且每次排尿量可能较少。

②膀胱壁增厚:由于长期的慢性炎症或膀胱出口梗阻等因素,老年人的膀胱壁会逐渐增厚。膀胱壁增厚易导致膀胱收缩力下降,进一步加重排尿困难的症状。

③膀胱结石易发:由于老年人尿液中矿物质和盐类的浓度增加,以及膀胱排空不畅等因素,膀胱结石的发病率也会相应增加,导致老年人出现尿痛、排尿中断等症状。

④膀胱癌风险增加:随着年龄增长,老年人患膀胱癌的风险也会相应增加,导致老年人出现血尿、尿频、尿急等症状,严重时危及生命。

综上所述,老年人尿道和膀胱的衰老变化包括尿道括约肌功能下降、尿道狭窄、膀胱容量减少、膀胱壁增厚、膀胱结石易发以及膀胱癌风险增加等。

五、老年人尿失禁

老年人由于生理机能衰退以及合并多种慢性疾病等因素更容易发生尿失禁。

充盈性尿失禁又称假性尿失禁,并不是真正的尿失禁,而是因为膀胱里面充满了大量的尿液不能自主排出,从而导致尿液自行流出。充盈性尿失禁患者尿液排出受阻,必须用更大的力量才能将尿液通过变窄的尿道排出,患者还会出现尿频、尿急和夜尿增多等症状。

充盈性尿失禁多见于老年男性,常见的原因是前列腺增生导致膀胱内残余尿增多,其次是尿道狭窄、糖尿病性神经病变、神经损伤及部分药物作用等。

六、高血压与尿量

尿崩症

动脉血压的长期调节主要依赖肾-体液调节机制,肾-体液调节机制的核心是通过调节血压与肾脏形成尿液的量,来维持正常机体的体液量和循环血量的稳定,保证动脉血压正常的健康成人24小时尿量为1 000~2 000 mL(平均为1 500 mL)。收缩压≥140 mmHg和/或舒张压≥90 mmHg的高血压患者随着病情发展,尿量有所变化。高血压早期表现为尿量增加,是因为患者动脉血压升高,使肾毛细血管血压升高,肾小球滤过率增加,导致尿量增加。但高血压患者晚期,肾脏常常受累,入球小动脉发生器质性狭窄,使肾小球毛细血管压明显降低,肾小球滤过率下降,尿量生成减少,甚至出现少尿。

巩固提高

问题1:膀胱分几部分?

问题2:简述尿液的产生和排出途径。

问题3:老年人尿道和膀胱的衰老变化有哪些特点?

项目九

生殖系统

项目导读

随着性观念的逐步开放与多元化,越来越多的年轻人涉足"婚前性行为"。然而,忽视性保护可能引发意外怀孕或性传播疾病等严重后果。

同学们必须深刻认识到无保护性行为的潜在风险,积极学习恋爱心理学及亲密关系知识,以便更好地理解恋爱关系的本质与规律,掌握与异性交往的技巧和方法,合理把握恋爱中的"度"。在恋爱过程中,保持理智与自律,相互尊重,建立健康的恋爱关系。同时,每个人都应当学会正确使用避孕工具、预防性传播疾病等必备知识和技能,以在亲密关系中有效保护自己及对方,避免受到伤害,并在未来的婚姻和家庭中更好地履行责任与义务。接下来,让我们一起来学习生殖系统的相关内容吧!

生殖系统包括男性生殖系统和女性生殖系统(表9-1)。二者均由内生殖器和外生殖器2个部分构成。内生殖器位于盆腔内,由生殖腺、生殖管道和附属腺组成;外生殖器露于体表,主要为性的交接器官。生殖系统的功能是繁殖后代,形成并保持第二性征。

表9-1 生殖系统的组成

		男性生殖系统	女性生殖系统
内生殖器	生殖腺	睾丸	卵巢
	生殖管道	附睾、输精管、射精管、男性尿道	输卵管、子宫、阴道
	附属腺	前列腺、精囊、尿道球腺	前庭大腺
外生殖器		阴茎、阴囊	阴阜、大阴唇、小阴唇、阴道前庭、阴蒂、前庭球

任务目标

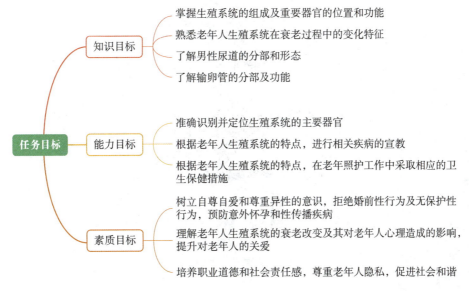

核心概念

睾丸　男性尿道　前列腺　卵巢　输卵管　子宫

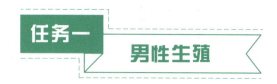

案例导入

患者,男性,75岁。因尿频、尿急、夜尿增多半年就诊。体检发现:前列腺增大,指检可触及硬结。B超检查:前列腺体积为35 mL,内部回声不均匀,存在多个低回声区,同时发现右侧输尿管有1颗直径为1 cm的结石。前列腺特异性抗原(PSA)值为6 ng/mL,高于正常范围。临床诊断为前列腺增生症合并输尿管结石。

思考1:男性尿道包含哪些组成部分?前列腺的形态和分部如何?

思考2:生殖系统的组成和功能如何?男性生殖腺和附属腺有哪些?

学习内容

男性内生殖器由生殖腺、输精管和附属腺组成(图9-1)。睾丸产生精子和分泌雄激素,精子生成后贮存于附睾内,当射精时经输精管、射精管和尿道排出体外。精囊、前列腺和尿道球腺的分泌物参与精液的组成,并供给精子营养,促进精子的活动。男性外生殖器为阴茎和阴囊,前者是性交器官,后者容纳睾丸和附睾。

一、男性内生殖器

1. 睾丸

睾丸位于阴囊内,左、右各一,表面光滑,呈扁椭圆形,有前、后两缘,上、下两端和内、外侧两面(图9-2)。睾丸可产生精子,分泌雄激素。其大小可随年龄而变化,新生儿的睾丸相对较大,性成熟期以前发育较慢,随着性成熟迅速生长,老年人的睾丸则萎缩变小。

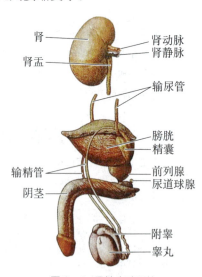

图9-1　男性生殖系统

2. 附睾

附睾呈新月形,紧贴睾丸的上端和后缘,略偏外侧(图9-2)。上端膨大为附睾头,中部为附睾体,下端为附睾尾,附睾尾折返移行为输精管。附睾为暂时贮存精子的器官,其分泌的附睾液供给精子营养,促进精子进一步成熟。附睾为结核的好发部位。

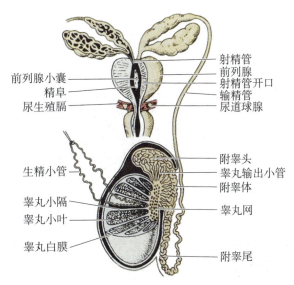

图9-2 睾丸、附睾的结构及排精路径

3. 输精管和射精管

(1) 输精管

输精管是附睾管弯曲向上反折后的直接延续,长约50 cm,管径约为3 cm,管壁较厚,管腔较小(图9-2)。依其行程可分为睾丸部、精索部、腹股沟管部和盆部4部。其中,精索为输精管结扎术的常用部位。

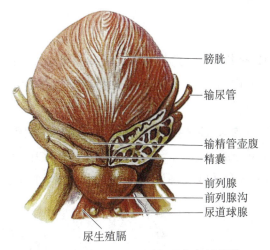

图9-3 膀胱、前列腺、精囊和尿道球腺(后面)

(2) 射精管

由输精管的末端与精囊的排泄管汇合而成,长约2 cm,向前下穿前列腺实质,开口于尿道的前列腺部(图9-2)。

4. 附属腺

(1) 精囊

又称精囊腺,为长椭圆形的囊状器官,表面凹凸不平,位于膀胱底的后方,其排泄管与输精管壶腹的末端汇合成射精管(图9-3)。精囊的分泌物参与精液的组成。

(2) 前列腺

是不成对的实质性器官,前列腺的分泌物是精液的主要组成部分(图9-4)。前列腺呈前后稍扁的板栗形,后面平坦,中间有一纵行浅沟,称前列腺沟,活体直肠指诊可扪及此沟。前列腺肥大时,此沟消失。

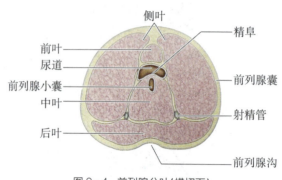

图9-4 前列腺分叶(横切面)

前列腺一般分为5叶,即前叶、中叶、后叶和两侧叶(图9-4)。老年人易出现激素平衡失调,造成前列腺结缔组织增生,引起前列腺肥大而压迫尿道,导致排尿困难甚至尿潴留。后叶是前列腺肿瘤的易发部位。

(3) 尿道球腺

尿道球腺是1对豌豆大的球形腺体,位于会阴深横肌内(图9-2)。其分泌物参与精液的组成,有利于精子的活动。精液由输精管道及附属腺(主要是前列腺和精囊)的分泌物组成,内含精子。精液呈乳白色,弱碱性,适于精子的生存和活动。正常成年男性一次射精2~5mL,含精子3亿~5亿个。

二、男性外生殖器

1. 阴囊

阴囊是位于阴茎后下方的囊袋状结构。阴囊壁由皮肤和肉膜组成。肉膜内含有平滑肌纤维,可随外界温度的变化而舒缩,以调节阴囊内的温度,有利于精子的发育与生存。

2. 阴茎

阴茎为男性的性交器官,可分为头、体和根3个部分。阴茎由2条阴茎海绵体和1条尿道海绵体构成,外覆筋膜和皮肤(图9-5)。阴茎海绵体位于背侧,尿道海绵体在腹侧,尿道贯穿其中。阴茎皮肤薄、有弹性,形成包皮覆盖阴茎头,前端有开口,与阴茎头相连的皮肤皱襞称为包皮系带。

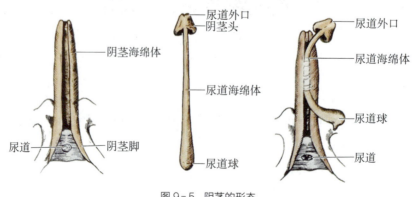

图9-5 阴茎的形态

三、男性尿道

男性尿道兼有排尿和排精的功能，起自膀胱的尿道内口，止于阴茎头的尿道外口。成人尿道长16～22 cm，管径平均5～7 cm。男性尿道自内向外可分为前列腺部、膜部和海绵体部3个部分（图9-5）。

男性尿道粗细不一，有3个狭窄、3个膨大和2个弯曲。3个狭窄分别位于尿道内口、尿道膜部和尿道外口，其中，外口最窄。尿道结石常易嵌顿在这些狭窄部位。3个膨大分别位于尿道的前列腺部、尿道球部和尿道舟状窝。2个弯曲是凸向后下方的耻骨下弯和凸向前上方的耻骨前弯。耻骨下弯是恒定的，耻骨前弯在阴茎勃起或将阴茎向上提起时可变直而消失。行膀胱镜检查或导尿时应注意这些解剖特点。

泌尿系结石

四、男性生殖器的衰老改变

1. 男性生殖器衰老改变的主要表现

①外观变化：随着年龄增长，男性生殖器会出现皮肤松弛、色素沉着等现象。此外，由于海绵体细胞的减少，阴茎长度和周长也会略有减小。②性功能减退：随着睾丸功能衰退，雄性激素分泌减少，男性的性欲和性功能会逐渐减退。③射精量减少：精囊腺和前列腺随衰老出现功能减退，会导致男性射精量减少。④排尿问题：由于前列腺增大或尿道狭窄，部分老年男性会出现排尿困难、尿频等问题。

2. 男性生殖器衰老的原因

①遗传因素：遗传因素在生殖器衰老过程中起一定作用，但具体机制尚不完全清楚。②生活方式：不良的生活习惯，如吸烟、酗酒、缺乏运动等，可能加速生殖器的衰老过程。③环境因素：长期暴露在有害化学物质或辐射等环境中，可能对生殖器健康产生不利影响。

3. 预防和改善男性生殖器衰老的措施

①保持健康的生活方式：戒烟戒酒，保持充足的睡眠，增加运动量，提高身体素质。②调整饮食结构：保持均衡的饮食，多摄入富含维生素和矿物质的食物，有助于延缓衰老过程。③控制慢性病：患有高血压、糖尿病等慢性疾病的男性应积极治疗，以降低生殖器衰老的风险。④定期检查：定期进行泌尿和生殖检查，及时发现并处理潜在问题，有助于维护生殖器健康。

生殖器衰老是一个自然过程，通过采取积极的预防和改善措施，可以延缓其衰老速度。

巩固提高

问题1：前列腺的形态改变对排尿和射精有何影响？

_____

_____

问题2：男性生殖器衰老改变的主要表现有哪些？

_____

问题3：预防和改善男性生殖器衰老的方法有哪些？

_____

_____

任务二 女性生殖

案例导入

张阿姨,65岁,已经绝经多年。最近,她发现自己出现了不规则阴道出血的情况,伴随尿频、尿急和尿痛的症状。经进一步检查,诊断为老年性阴道炎合并尿道感染。

思考1:阴道的位置和功能如何?老年性阴道炎与尿道感染同时发生有何结构和生理基础?

思考2:女性生殖系统有哪些器官?卵巢的形态和功能有哪些?

学习内容

一、女性内生殖器

1. 卵巢

卵巢是女性生殖系统中至关重要的器官,它负责产生卵子并分泌雌激素(图9-6、图9-7)。卵子发育成熟后突破卵巢表面排至腹膜腔,后经输卵管的腹腔口进入输卵管内。若在管内受精,则植入子宫,发育为胎儿,成熟的胎儿分娩时,通过子宫口经阴道娩出。进入输卵管的卵子若未受精,则随后退化而被吸收。

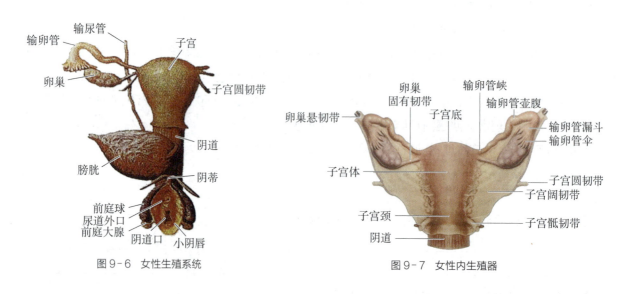

图9-6 女性生殖系统　　图9-7 女性内生殖器

卵巢位于盆腔髂内、外动脉夹角处下方的卵巢窝内,呈扁卵圆形,左、右各一,可分为内、外侧两面,上、下两端和前、后两缘(图9-7)。卵巢产生卵子,分泌雌激素和孕激素等多种生殖激素,对维持女性生殖系统的正常功能和第二性征具有重要作用。

(1)雌激素的生理作用

①促进生殖器官发育:雌激素在胎儿期促进女性生殖器官的形成,青春期推动第二性征(如乳房发育、月经初潮)的出现。

②调节月经周期:通过与孕激素协同作用,维持子宫内膜的增厚和脱落,确保月经周期的正常。

③维持生殖器官健康:保持阴道和子宫的湿润,防止干涩和萎缩。

卵巢囊肿

④促进钙吸收:雌激素有助于钙在骨骼中的沉积,增加骨密度。绝经后雌激素水平下降,骨质流失加速,骨质疏松风险显著增加。

雌激素在女性健康中扮演着重要角色,其水平的变化会对身体产生多方面的影响。因此,维持雌激素水平的平衡对女性的整体健康至关重要。

2. 输卵管

输卵管是 1 对长约 12 cm 细长、弯曲的肌性管道,位于子宫阔韧带上缘内,内、外侧两端分别与子宫和腹膜腔相通(图 9-7,图 9-8)。由内向外依次分为子宫部、峡部、壶腹部和漏斗部 4 个部分。输卵管壶腹部是卵细胞受精的部位,输卵管峡部是手术结扎输卵管的常选部位。临床上通常将输卵管与卵巢统称为子宫附件。

3. 子宫

子宫是孕育胎儿的器官,呈前后略扁的倒置梨形,位于小骨盆中央,前邻膀胱,后邻直肠(图 9-8)。子宫自上而下可分为底、体、颈 3 部分。

子宫脱垂

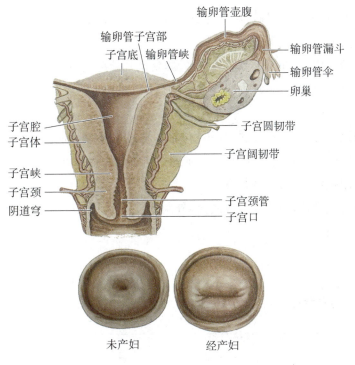

图 9-8 子宫的分部

自青春期开始,子宫内膜在卵巢分泌的雌激素和孕激素的作用下,出现周期性变化,即每 28 天左右出现 1 次内膜剥脱、出血、修复及增生,称月经周期。

4. 阴道

阴道是由黏膜、肌层和外膜构成的肌性管道,连接子宫和外生殖器,既是女性的性交器官,也是排出月经和娩出胎儿的通道。阴道前邻膀胱和尿道,后邻直肠。阴道下端较窄,阴道口开口于阴道前庭;上端较宽,包绕子宫颈的下部形成阴道穹。阴道穹后部与直肠子宫陷凹相邻,当直肠子宫陷凹内有积液或积血时,可经阴道穹后部进行穿刺或引流。

二、女性外生殖器

女性外生殖器又称为女阴,包括阴阜、大阴唇、小阴唇、阴蒂、阴道前庭和前庭大腺等,对于性健康和生殖健康具有重要意义(图9-9)。

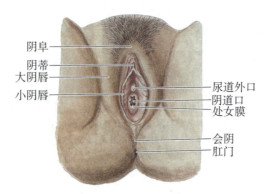

图9-9 女性外生殖器

三、老年女性生殖器的衰老改变

①卵巢：功能逐渐衰退，卵泡数量减少，雌激素分泌减少，导致女性进入更年期，常出现潮热、出汗和情绪不稳定等症状。绝经后卵巢逐渐萎缩。

②输卵管：随着年龄的增长，输卵管黏膜逐渐变薄，蠕动功能减弱，增加异位妊娠的风险。

③子宫：平滑肌纤维逐渐减少，子宫内膜变薄，子宫体积缩小。绝经后女性子宫逐渐萎缩，宫颈管逐渐狭窄甚至闭塞。

④阴道：阴道黏膜逐渐变薄，弹性减弱，分泌物减少，易发生萎缩性阴道炎，可能出现阴道干涩、疼痛等症状。同时，由于盆底肌肉松弛，可能出现子宫脱垂、阴道前后壁膨出等问题。此外，由于局部免疫力的降低，阴道的自净作用减弱，容易发生感染。

老年性阴道炎及其药物治疗

⑤外阴：皮肤开始变得松弛，阴毛变白或脱落，外阴部皮下脂肪层变薄，大阴唇和小阴唇的皮下脂肪组织消失，失去原有的丰满外观。

巩固提高

问题1：老年女性生殖系统的变化体现在哪些方面？

_____

问题2：为什么绝经后的女性更容易出现阴道干涩？

_____

_____

项目十

神经系统

项目导读

我国的人口老龄化呈现老年人口规模庞大、老龄化速度快、地区发展不均衡、未富先老以及失能、失智、慢性病、心理问题老年人群数量庞大等特点，所以我们要不断适应新的形式，探索新的服务模式和方法，构建多样化的养老服务体系。

老年照护在当前老龄化社会中处于核心地位。照护不仅仅是医疗系统的一部分，更是社会福利、老年照护和整个社会发展的基石。同学们要及时了解老年人的身体变化，理解积极应对老龄化所需要的"健康、参与、保障"这三大支柱，做好多样化服务，促进友好型健康老龄化社会的发展。对此，同学们应认真学习神经系统内容，为更好地参与失能、失智老年人的照护奠定基础。

神经系统在人体各系统中处于主导地位。它既能调节人体各系统的活动，维持内部环境的恒定，使人体成为一个完整的统一体；又能通过各种感受器接受外界刺激，并做出反应，使人体与外界环境经常保持平衡和统一。当人们从事体力劳动时，骨骼肌收缩，心跳加速，呼吸加快，而胃肠蠕动减弱，这些活动都在神经系统的支配下协调地进行着。

构成神经系统的基本组织是神经组织，由神经元和神经胶质细胞组成。神经元具有接受刺激、整合信息和传导冲动的功能，它通过树突和胞体接受从其他神经传来的信息，并进行整合，然后通过轴突将信息传给其他神经元和相应效应器。神经胶质细胞对神经元起支持、营养、保护和绝缘等作用。

神经系统在形态和功能上是一个整体，包括中枢神经系统和周围神经系统2个部分。中枢神经系统包括脑和脊髓，分别位于颅腔和椎管内，两者在枕骨大孔处相延续。周围神经系统是指与脑和脊髓相连的神经，包括脑神经、脊神经和内脏神经。脑神经与脑相连，共12对；脊神经与脊髓相连，共31对；内脏神经是指分布于内脏、心血管和腺体的神经。

神经系统的基本活动方式是反射，反射是指神经系统在调节机体的活动中，对内、外环境刺激做出的适宜反应。反射活动的结构基础是反射弧，由感受器、传入神经、中枢、传出神经和效应器5个部分组成（图10-1）。

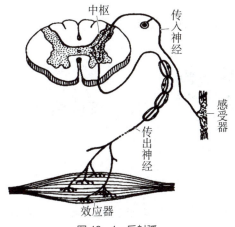

图10-1 反射弧

膝跳反射

若反射弧中的任何一个环节被破坏,都将导致相应的反射消失。因此,临床上常用某些反射来检查和协助诊断神经系统的某些疾病。

在中枢神经系统和周围神经系统中,神经元的胞体和突起在不同的部位常有不同的聚集方式,因此有不同的术语名称。

①灰质和皮质:位于中枢神经系统中,神经元胞体和树突聚集之处。在新鲜标本中色泽灰暗,故称灰质。其中,分布于大脑和小脑半球表面的灰质称为皮质。

②白质和髓质:位于中枢神经系统内,神经纤维聚集之处。因神经纤维外面包有髓鞘,色泽白亮,故称白质。其中,分布于大脑和小脑深层的白质称为髓质。

③神经核和神经节:在中枢神经系统内,形态和功能相似的神经元胞体聚集成灰质团块,称为神经核。在周围神经系统内的神经核则称为神经节。

④纤维束和神经:在中枢神经系统内,起始、走行和功能相同的神经纤维聚集成束,称纤维束(传导束)。在周围神经系统中,神经纤维聚集成粗细不等的神经。

⑤网状结构:在中枢神经系统内,神经纤维交织成网状,网眼内含有分散的神经元胞体或较小的灰质团块,这种灰质、白质混杂的结构,称为网状结构。

任务目标

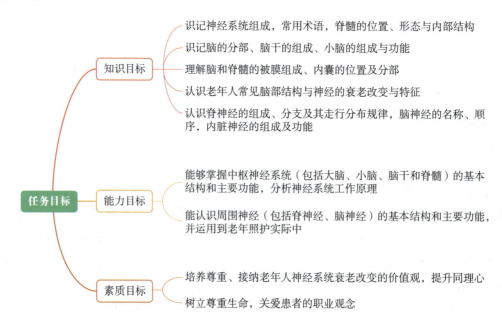

核心概念

脑　脊髓　脊神经　脑神经　脑脊液　大脑动脉环

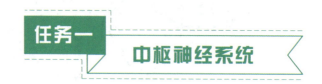

任务一　中枢神经系统

案例导入

患者,许某某,男,74岁,汉族,退休人员。主诉记忆力减退2月余。患者2个月以前出现记忆力减退,开始表现为出门经常忘记带钥匙,有时忘记常去的地方怎么走,特别是对刚刚发生的事情容易遗忘。患者既往无脑外伤史,有高血压、冠心病病史,日常由家人提醒按时服药,尚且规律。否认疟疾、肝炎、结核病史,无药物过敏史。临床诊断为阿尔茨海默病。

思考1: 阿尔茨海默病的发生原因是什么?阿尔茨海默病的临床症状有哪些?

思考2: 神经系统的基本结构和功能单位有哪些?老年人脑部衰老改变体现在哪些方面?

学习内容

一、脊髓

1. 脊髓的位置与外形

脊髓位于椎管内,全长约42～45 cm,上端在枕骨大孔处与延髓相连,下端在成人约平第1腰椎下缘,新生儿可达第3腰椎下缘(图10-2)。

脊髓呈前后略扁、粗细不等的圆柱状结构,有2处膨大,即颈膨大和腰骶膨大,分别连有分布到上肢和下肢的神经根。腰骶膨大以下逐渐变细呈圆锥状,称脊髓圆锥。自脊髓圆锥末端向下延续为1条细长的、由结缔组织(软膜)形成的终丝,止于尾骨的背面,起固定脊髓的作用。

脊髓的表面有6条平行排列的纵沟,前面正中的沟较深称为前正中沟,其两侧各有1条前外侧沟,有31对脊神经前根穿出;后面正中的沟较浅称为后正中沟,其两侧各有1条后外侧沟,有31对脊神经后根进入脊髓。

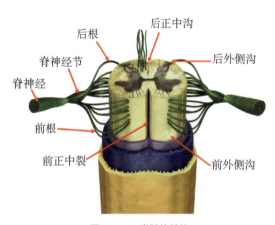

图10-2 脊髓的结构

2. 脊髓节段与椎骨的对应关系

脊髓在外形上没有明显的节段性,脊髓的两侧连有31对脊神经,通常把每1对脊神经前后根所连的1段脊髓称为1个脊髓节段,故脊髓相应地划分为31个节段,即8个颈节、12个胸节、5个腰节、5个骶节和1个尾节(图10-3)。

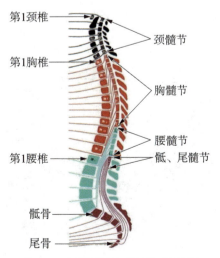

图10-3 脊髓节段与椎骨的对应关系

成人脊髓节段与椎骨的对应关系

3. 脊髓的内部结构

脊髓由灰质和白质2个部分构成。灰质中央有贯穿其全长的纵行小管，称中央管。中央管周围是呈"H"形或蝶形的灰质，灰质的周围是白质（图10-4）。

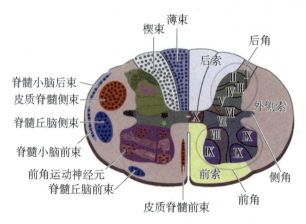

图10-4 脊髓的内部结构

（1）灰质

脊髓灰质是神经元胞体、树突、神经胶质和血管等的复合体。灰质内的主要结构有前角、侧角和后角。

（2）白质

位于灰质周围。每侧白质借脊髓表面的沟裂分为3个索，前正中裂与前外侧沟之间为前索；前、后外侧沟之间为外侧索；后正中沟与后外侧沟之间为后索。各索由密集的纵行纤维束构成，包括联络脑与脊髓的长距离上、下行纤维束以及联络脊髓各节段间的短距离固有束。

上、下行纤维束

（3）脊髓的功能

①传导功能：脊髓的各种感觉冲动经上行纤维束传至脑，再将脑发出的运动冲动经下行纤维束和脊神经传至效应器，就是具有"上传下达"的作用。

②反射功能：脊髓有多种反射的低级中枢，如膝反射、排尿反射等。正常情况下，脊髓的反射活动在脑的控制下进行。

脊髓损伤及其紧急处理

二、脑

脑位于颅腔内，成人平均重量约为1400g，通常将脑分为端脑、间脑、中脑、脑桥、延髓和小脑6个部分（图10-5）。

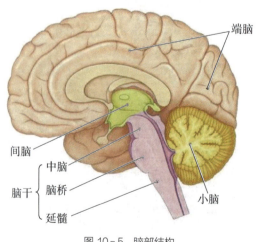

图10-5 脑部结构

1. 脑干

(1) 脑干的位置与组成

脑干位于颅后窝的前部,介于脊髓与丘脑之间,自下而上由延髓、脑桥和中脑3个部分组成。

(2) 脑干的外形

①腹侧面:延髓腹侧面有与脊髓相通的前正中裂,裂的上部两侧有1对纵行隆起,称为锥体,内有皮质脊髓束通过。脑桥腹侧面宽阔膨隆的部分称为基底部,正中有一纵行的浅沟,称基底沟,有基底动脉通过。基底部后外侧逐渐变细称为小脑中脚,上连有三叉神经根。脑桥下缘借延髓脑桥沟与延髓分界。沟中由内向外依次连有展神经、面神经和前庭蜗神经。脑桥上缘与中脑的大脑脚相连。中脑背面有上、下2对隆起,分别称为上丘和下丘,是视觉反射和听觉反射的中枢。下丘的下方连有唯一从脑干背侧出脑的滑车神经根(图10-6)。

②背侧面:延髓下部后正中沟两侧各有2个纵行隆起,分别是薄束结节和楔束结节。两者的身面有薄束核和楔束核。延髓背面上部与脑桥共同围成菱形窝,构成第四脑室的底部(图10-6)。

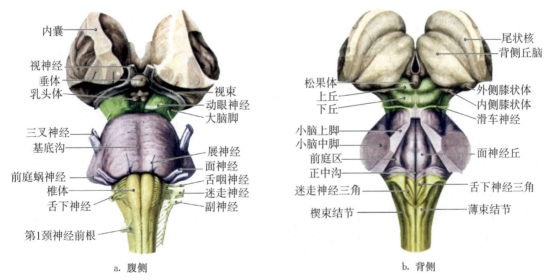

图10-6 脑干

(3) 脑干的内部结构

脑干内部结构比脊髓复杂,由灰质、白质和网状结构3个部分构成。

①灰质:脑干内的灰质形成一些细胞团块,称神经核。与脑神经直接联系的神经核称为脑神经核,其名称和位置多与相连的脑神经名称和连脑部位大致对应,如动眼神经核、前庭神经核等,是脑神经纤维起始和终止的部位。非脑神经核不与脑神经相连,如延髓中的薄束核、楔束核,中脑内的黑质和红核等,为上、下行传导通路的中继核,是传导神经冲动的结构。

②白质:主要由上、下行纤维束组成(图10-7)。上行纤维束包括内侧丘系、脊髓丘系、三叉丘系,下行纤维束包括锥体束,由皮质脊髓束和皮质核束构成。除上述传导束外,还有脊髓小脑前束、脊髓小脑后束、前庭脊髓束和内侧纵束等。

③网状结构:在脑干内,除了有明显的神经核和上、下行纤维束外,还存在神经纤维纵横交织成网状,其间散在大小不等的神经细胞核团的结构,称脑干网状结构。网状结构与各级中枢均有广泛联系,是非特异性投射系统的结构基础。

(4) 脑干的功能

①传导功能:联系大脑、间脑、小脑和脊髓之间的上、下行纤维束,均经过脑干,故脑干具有传导功能。

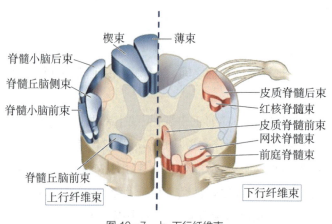

图 10-7 上、下行纤维束

②反射功能：脑干内具有多个反射的低级中枢，如"生命中枢""角膜反射中枢""瞳孔对光反射中枢"等。

③网状结构的功能：具有维持大脑皮质觉醒、引起睡眠、调节骨骼肌张力及内脏活动等功能。

2. 小脑

（1）小脑的位置和外形

小脑位于颅后窝内，延髓和脑桥的背面。小脑中间狭窄的部分称为小脑蚓，两侧膨隆的部分称为小脑半球。小脑半球下面靠近枕骨大孔的部分较膨隆，称小脑扁桃体。当颅脑外伤或颅内肿瘤等导致颅内压升高时，小脑扁桃体被挤压而嵌入枕骨大孔，形成小脑扁桃体疝或枕骨大孔疝，压迫延髓内的"生命中枢"而危及生命。

（2）小脑的功能

小脑是调节躯体运动的重要中枢，主要功能有维持身体平衡、调节肌张力和协调骨骼肌的随意运动。

（3）第四脑室

第四脑室是位于延髓、脑桥和小脑之间的室腔，底即菱形窝，顶朝向小脑。第四脑室向上通中脑水管，向下通脊髓中央管，并借第四脑室正中孔和外侧孔与蛛网膜下隙相交通。

3. 间脑

间脑位于中脑与端脑之间，大部分被大脑半球掩盖，仅有前下部一小部分露于脑底。间脑可分为背侧丘脑（丘脑）、上丘脑、下丘脑、后丘脑和底丘脑 5 个部分。

4. 端脑

端脑占据颅腔大部，是脑的最高级部位，由两侧大脑半球借胼胝体连接而成（图 10-8）。大脑半球表面的灰质层称大脑皮质；深面的白质又称髓质，埋在髓质内的灰质核团称基底核。大脑半球内部的腔隙称为侧脑室。

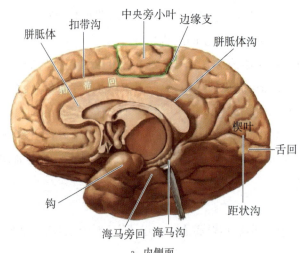

a. 内侧面

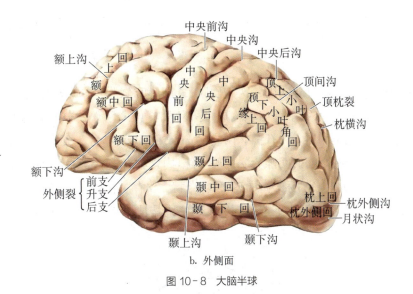

b. 外侧面

图 10-8 大脑半球

(1) 大脑的形态和分叶

左、右大脑半球之间为纵行的大脑纵裂。在纵裂底面,有连接左、右大脑半球的宽厚纤维束板,称胼胝体。大脑和小脑之间为大脑横裂。大脑半球皮质的各部分发育不平衡,在半球表面出现许多隆起的脑回和深陷的脑沟,脑回和脑沟是对大脑半球进行分叶和定位的重要标志。

每个半球分为3面:外上面、内侧面和下面;每个半球内有3条恒定的沟:外侧沟、中央沟和顶枕沟,3条沟将每侧大脑半球分为5叶:额叶、顶叶、枕叶、颞叶及岛叶。

(2) 端脑的内部结构

①大脑皮质功能定位:大脑皮质是人体活动的最高中枢,其不同区域,有完成某些反射活动的相对集中区,称大脑皮质的功能定位。

②基底核:为靠近大脑半球底部髓质内灰质核团的总称,包括尾状核、豆状核和杏仁体等(图10-9)。

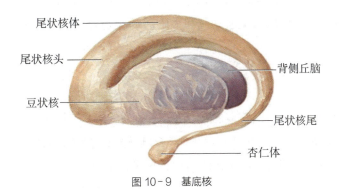

图 10-9 基底核

③大脑半球的髓质:位于皮质的深面,由大量的神经纤维组成。主要包括连合纤维、联络纤维和投射纤维3类。连合纤维为联系左、右两大脑半球的胼胝体。联络纤维为联系同侧半球不同部位皮质的纤维。投射纤维为联系大脑皮质、间脑、脑干和脊髓的上、下行纤维束,绝大部分纤维经过内囊。内囊是位于背侧丘脑、尾状核与豆状核之间的宽厚白质纤维板。在大脑半球水平切面上,内囊呈向外开放的"<"形,分为3个部分,即内囊前肢、内囊膝、内囊后肢,内囊是大脑皮质与皮质下各中枢联系的"交通要道",内囊损伤可出现"三偏征",即出现对侧半身浅深感觉障碍(丘脑中央辐射受损),对侧上下肢肌、睑裂以下面肌和舌肌瘫痪(皮质脊髓束、皮质核束受损)和双眼对侧视野同向偏盲(视辐射受损)。

④侧脑室：位于大脑半球内，左、右各一，内含脑脊液，借室间孔与第三脑室相交通。

三、脑和脊髓的被膜

脑和脊髓的表面有 3 层被膜，自外向内依次为硬膜、蛛网膜和软膜，具有支持、保护、营养脑及脊髓的作用（图 10-10）。①硬脊膜：由致密结缔组织构成，厚而坚韧，包裹着脊髓。上端与硬脑膜相延续，下部在第 2 骶椎水平逐渐变细并包裹马尾。②脊髓蛛网膜：为半透明的薄膜，位于硬脊膜与软脊膜之间，与脑蛛网膜延续。脊髓蛛网膜与软脊膜之间的间隙为蛛网膜下隙，内含脑脊液。③软膜：薄而富含血管和神经，紧贴脑和脊髓表面并深入其沟、裂内，分别称为软脑膜和软脊膜。软脊膜在脊髓下端向下延续为细长的终丝。在脑室附近，软脑膜、毛细血管和室管膜上皮共同突入脑室内构成脉络丛，是产生脑脊液的主要结构。

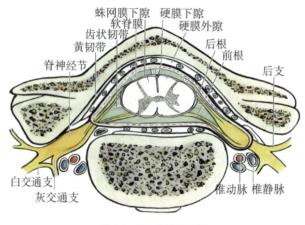

图 10-10 脊髓的被膜

四、脑的血管

①颈内动脉：起自颈总动脉，经颈动脉管入颅后，分出大脑前动脉和大脑中动脉。②椎动脉：起自锁骨下动脉，经枕骨大孔入颅后合并成基底动脉，最后形成 2 条大脑后动脉。③大脑动脉环（Willis 环）：由前交通动脉、大脑前动脉、颈内动脉、后交通动脉和大脑后动脉吻合而成，这是一个重要的循环结构，确保了大脑血液的流畅。

五、脑脊液循环

脑脊液是循环于脑室系统（包括侧脑室、第三脑室、中脑水管和第四脑室）、蛛网膜下隙和脊髓中央管内的无色透明液体，对中枢神经系统起缓冲、保护、营养、运输代谢产物和调节颅内压等作用。成人脑脊液总量约为 150 mL，处于不断产生、循环和回流的动态平衡之中。

六、老年人中枢神经系统的结构特点

老年人神经系统呈退行性改变，主要表现在以下几个方面。
①神经元进行性减少，脑的重量减轻，体积缩小，有一定程度的脑萎缩。
②脑细胞对葡萄糖的利用能力下降，脑细胞胞质蛋白合成能力下降，脑内不同部位蛋白质含量减少 5%~25%。
③80 岁老年人比 20 岁青年人的脑血流量约减少 20%。老年人的脑血管自主调节功能一般仍能保持正常，衰老并非不可避免地伴有脑动脉僵硬和脑灌注不足。

④脑的退行性改变表现在电生理方面,主要是电位振幅减小、冲动传递速度减慢。

⑤脊髓也经历着退行性改变的过程,包括神经元减少、神经胶质增生等。

⑥老年人常可表现为短程记忆能力降低,视、听、味、嗅等反应减弱,计算能力和快速理解能力逐渐下降,反应时间延长,迅速回忆信息的能力减弱等。

老年性脑萎缩及其预防

巩固提高

问题1: 反射弧的组成及其意义?

_____

_____

问题2: 脊髓的位置、外形及内部结构?

_____

_____

问题3: 脑的基本构成有哪些?

_____

_____

问题4: 内囊的解剖结构及其损伤的临床表现?

_____

_____

问题5: 老年性脑萎缩的临床症状有哪些?

_____

_____

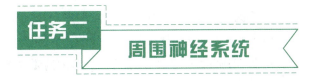

任务二 周围神经系统

案例导入

患者,女性,63岁,因右侧手麻木酸痛3年余,加重2月,前来就诊。查体:右手腕屈肌肌力Ⅳ级,手掌桡侧掌面以及桡侧3个半指掌面浅感觉减退,鱼际肌明显萎缩,右侧Tinel征阳性,腕管挤压实验阳性。超声提示:右侧腕部正中神经损伤并局部卡压。临床诊断为右侧腕管综合征。

思考1: 上述案例中,正中神经支配了哪些位置的感觉功能与运动功能? 右侧腕管综合征导致的这些症状会对患者日常生活产生哪些具体影响?

思考2: 脊神经共有多少对? 分为哪些部分? 脊神经前支分为哪些神经丛? 脊神经含有哪些纤维成分?

学习内容

一、脊神经

脊神经共有31对,可将其分为5个部分,分别为颈神经8对(C1~C8)、胸神经12对(T1~T12)、腰神经5对(L1~L5)、骶神经5对(S1~S5)、尾神经1对(Co1)。每对脊神经都是由前根和后根在椎间孔处合并而成。前根含有躯体运动和内脏运动 2 种纤维,后根含有躯体感觉和内脏感觉 2 种纤维。脊神经是混合性的,均含有 4 种神经纤维成分,即躯体感觉纤维、内脏感觉纤维、躯体运动纤维和内脏运动纤维。

1. 后支

后支是脊神经发出的一系列向躯干背面走行,分布于枕、项、背、腰、骶和臀部的皮肤以及脊柱两侧深部骨骼肌的分支。一般较相应的前支细而短,分布有明显节段性(图 10-11)。

2. 前支

前支粗大,分布于躯干前外侧、四肢的骨骼肌和皮肤。脊神经前支形成的神经丛有颈丛、臂丛、腰丛和骶丛(图 10-11)。

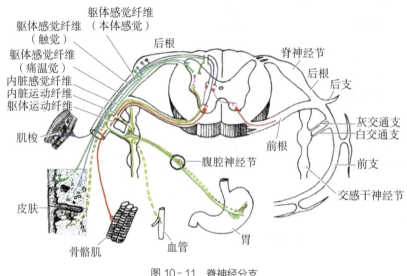

图 10-11 脊神经分支

（1）颈丛

由第 1～4 颈神经前支组成,位于胸锁乳突肌上部的深面,发出皮支和肌支(图 10-12)。皮支包含枕小神经、耳大神经、颈横神经和锁骨上神经等,支配枕部、耳部、颈前部和肩部皮肤的感觉功能。肌支包含膈神经、颈丛深支等,支配颈部深层肌、肩胛提肌、舌骨下肌群和膈肌的感觉功能及运动功能。

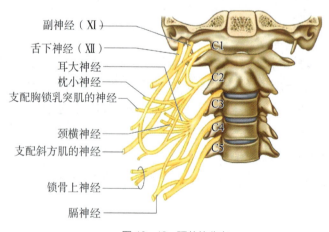

图 10-12 颈丛的分支

（2）臂丛

由第 5～8 颈神经前支和第 1 胸神经前支的大部分组成,以锁骨为界,分为锁骨上部和锁骨下部。锁骨上部分支是一些短的肌支,分布于颈部、胸壁和肩部的肌。锁骨下部在腋窝内围绕腋动脉,形成内侧束、外侧束和后束,再发出分支,主要包括以下几条分支(图10-13)。

①肌皮神经:由外侧束发出后斜穿喙肱肌。发出肌支,支配肱二头肌、喙肱肌和肱肌;发出皮支,分布于前臂外侧皮肤。

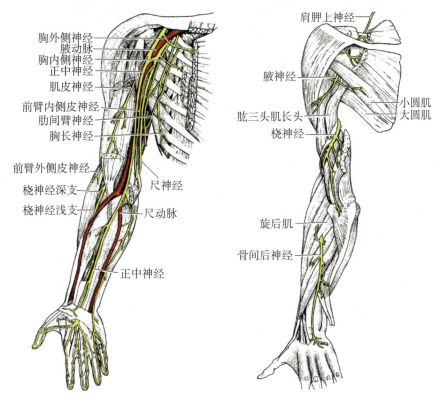

图10-13 锁骨下部神经分布

②正中神经:由臂丛内、外侧束发出分支合并而成。发出肌支,支配前臂前群肌(肱桡肌、尺侧腕屈肌和指深屈肌尺侧半除外)与大鱼际肌(除拇收肌以外的鱼际肌和第1、第2蚓状肌)。发出皮支,分布于手掌桡侧2/3区、桡侧3个半指掌面以及桡侧3个半指中远节指背的皮肤(图10-14)。正中神经损伤后主要表现为前臂不能旋前,屈腕能力减弱,拇指、食指不能屈曲,形似手枪,故称为"手枪手";与尺神经合并损伤时,由于拇指不能对掌,鱼际肌萎缩,手掌平坦,称为"猿手"。感觉障碍以桡侧3指远节最明显(图10-15)。

③尺神经:由内侧束发出,随肱动脉下行,经尺神经沟向下转至前臂,后经腕入手掌。发出肌支,支配尺侧腕屈肌、指深屈肌的尺侧半以及手肌内侧大部分(包含小鱼际肌、拇收肌、骨间肌和第3、第4蚓状肌)。发出皮支,手掌面侧分布于尺侧1/3区和尺侧1个半指的皮肤;手背侧分布于尺侧1/2区和尺侧2个半指的皮肤(第3、第4指毗邻侧只分布于近节指背皮肤)(图10-14)。尺神经损伤后主要表现为屈腕能力减弱,拇指不能内收,各指不能互相并拢,第4、第5指的掌指关节过伸而指骨间关节屈曲,形似鹰爪,故称为"爪形手",小鱼际肌萎缩、平坦。感觉障碍以手的内侧缘为主(图10-15)。

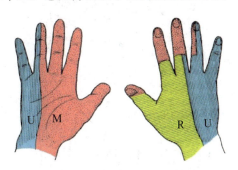

图10-14 手皮肤的神经分配

(U:尺神经;R:桡神经;M:正中神经)

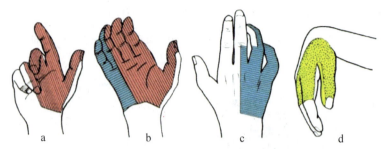

图 10-15 桡、尺、正中神经损伤时的手形及皮肤感觉丧失区

(a:"手枪手"正中神经损伤;b:"猿手"正中神经与尺神经合并损伤;c:"爪形手"尺神经损伤;d:"垂腕"桡神经损伤)

④桡神经：是上肢最粗大的神经，发自臂丛后束，沿肱骨桡神经沟行向下外，后于肱肌和肱桡肌之间下降达前臂背面。发出肌支，支配肱三头肌、肘肌、肱桡肌、前臂伸肌。发出皮支，分布于臂后区、手背和手指桡侧半皮肤（图10-14）。桡神经本干损伤时，主要表现为不能伸腕、伸指，呈垂腕姿态。感觉障碍以手背第1、第2掌骨之间的皮肤最明显（图10-15）。

⑤腋神经：发自臂丛的后束，绕过肱骨外科颈行向后外。发出肌支，支配三角肌和小圆肌，发出皮支，分布于肩部和臂外侧上部的皮肤。

⑥胸背神经：发自臂丛的后束，沿肩胛骨外侧缘下降，支配背阔肌。

⑦臂内侧皮神经：发自臂丛的内侧束，分布于臂内侧皮肤。

⑧前臂内侧皮神经：发自臂丛的内侧束，沿肱二头肌内侧沟下行至前臂，分布于前臂内侧的皮肤。

(3) 胸神经

前支共12对，除第1对和第12对胸神经前支部分纤维分别参加臂丛和腰丛外，其余胸神经的前支均不形成丛。第1~11对胸神经前支行于各自相应的肋间隙，称肋间神经。第12对胸神经的前支行于第12肋下方，称肋下神经，支配肋间内肌、肋间外肌、腹直肌、腹内外斜肌等，以及胸壁与腹壁的皮肤和乳房（图10-16）。

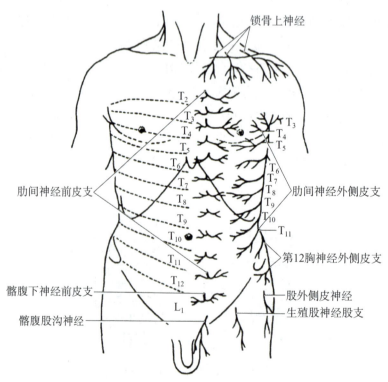

图 10-16 肋间神经分布

(4) 腰丛

由第 12 胸神经前支的一部分、第 1~3 腰神经前支和第 4 腰神经前支的一部分组成(图 10-17)。位于腰椎两侧、腰大肌深面，支配髂腰肌和腰方肌。较长的分支主要有股神经和闭孔神经。股神经发出肌支，支配股四头肌、大腿前群肌；发出皮支，分布于小腿内侧和足内侧缘皮肤。闭孔神经发出肌支，支配股内侧肌群；发出皮支，分布于股内侧皮肤。

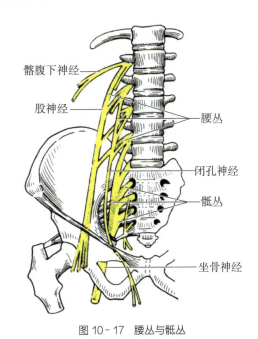

图 10-17 腰丛与骶丛

(5) 骶丛

由第 4 腰神经前支的一部分、第 5 腰神经前支以及全部骶、尾神经前支组成，位于盆腔内，在骶骨和梨状肌的前面(图 10-17)。其主要分支有臀上神经、臀下神经、股后皮神经、阴部神经和坐骨神经。臀上神经主要支配臀中肌和臀小肌；臀下神经支配臀大肌；股后皮神经支配臀部、大腿后面和腘窝的皮肤感觉；阴部神经支配会阴部、外生殖器的肌肉和皮肤。

坐骨神经是全身最粗大、最长的神经，由梨状肌下孔出盆腔后，经坐骨结节与股骨大转子间下降至腘窝上方分为胫神经和腓总神经。

①胫神经：为坐骨神经干的直接延续，经小腿后群肌深、浅肌之间下降，再经内踝后方至足底，支配小腿后群肌、足底皮肤的感觉。胫神经损伤后主要表现为：足不能跖屈，不能以足尖站立，足底内翻力弱，由于拮抗肌的牵拉，出现背屈和外翻位，呈"钩状足"畸形。感觉障碍主要在足底皮肤(图 10-18)。

远端对称性多发性神经病

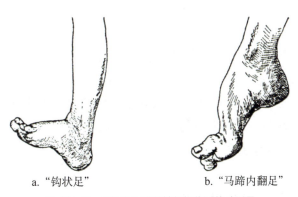

a. "钩状足"   b. "马蹄内翻足"

图 10-18 胫神经与腓总神经损伤后的畸形足

周围神经损伤常见的检查方法

②腓总神经:位于腓骨小头下方,穿过腓骨长肌到小腿前方,分为腓浅神经和腓深神经。腓浅神经支配腓骨长肌和腓骨短肌。腓深神经支配小腿前群肌和足背肌群。腓总神经支配小腿外侧、足背和趾背皮肤。腓总神经损伤后主要表现为足不能背屈,不能外翻,不能伸趾,由于重力和小腿后群肌的过度牵拉,出现足下垂并内翻,呈"马蹄内翻足"畸形,患者走路时呈跨阈步态。感觉障碍以小腿前外侧面下部和足背皮肤最为明显(图10-18)。

二、脑神经

脑神经一览表

脑神经是与脑相连的周围神经,共12对。其顺序和名称如下:Ⅰ嗅神经、Ⅱ视神经、Ⅲ动眼神经、Ⅳ滑车神经、Ⅴ三叉神经、Ⅵ展神经、Ⅶ面神经、Ⅷ前庭蜗神经、Ⅸ舌咽神经、Ⅹ迷走神经、Ⅺ副神经、Ⅻ舌下神经。脑神经的第Ⅰ对与端脑相连,第Ⅱ对与间脑相连,第Ⅲ、第Ⅳ对与中脑相连,第Ⅴ~Ⅷ对与脑桥相连,第Ⅸ~Ⅻ对与延髓相连。脑神经分别经颅底不同的孔、管或裂出入颅腔,主要分布于头颈部,但第Ⅹ对脑神经还分布于胸、腹腔器官。

脑神经的纤维成分较脊神经复杂,除了脊神经具有的4种神经纤维成分外,还有分布于头部特殊感受器的特殊躯体感觉纤维和特殊内脏感觉纤维,以及支配由鳃弓衍化的横纹肌(咀嚼肌、面肌和咽喉肌等)运动的特殊内脏运动纤维。因此,脑神经的神经纤维成分共有7种。

贝尔面瘫

脑神经与脊神经的不同之处主要有:①每对脊神经均含有4种神经纤维成分,都是混合性神经;每对脑神经的神经纤维成分不尽相同,可分为感觉性、运动性和混合性脑神经3种。第Ⅰ、第Ⅱ、第Ⅷ对脑神经只含感觉纤维,为感觉性脑神经;第Ⅲ、第Ⅳ、第Ⅵ、第Ⅺ、第Ⅻ对脑神经只含运动纤维,为运动性脑神经;第Ⅴ、第Ⅶ、第Ⅸ、第Ⅹ对脑神经既含感觉纤维,又含运动纤维,为混合性脑神经。②脊神经中的内脏运动纤维有交感和副交感成分;脑神经中的内脏运动纤维属副交感成分,仅存在于第Ⅲ、第Ⅶ、第Ⅸ、第Ⅹ对脑神经中。

三、内脏神经

动眼神经损伤及三叉神经痛

内脏神经系统可分为中枢部和周围部。中枢部位于脑和脊髓内;周围部主要分布于内脏、心血管和腺体,故称内脏神经。内脏神经包括内脏运动神经和内脏感觉神经。

内脏运动神经支配平滑肌、心肌的运动和腺体的分泌,通常不受人的意志控制,故有人将内脏运动神经称为自主神经系统;又因其主要是控制和调节动、植物共有的物质代谢活动,并不支配动物所特有的骨骼肌运动,所以称之为植物神经系统。

1. 内脏运动神经

内脏运动神经和躯体运动神经一样,受大脑皮质和皮质下各级中枢的控制和调节。两者在功能上互相依存、互相协调,但在形态结构和分布范围等方面存在较大差异。

(1) 交感神经

交感神经的低级中枢位于脊髓T1~L3节段侧角内。①自脊髓T1~T5节段侧角细胞发出的节前纤维交换神经元后,节后纤维支配头、颈、胸腔脏器以及上肢的血管、汗腺和立毛肌;②自脊髓T5~T12节段侧角细胞发出的节前纤维交换神经元后,节后纤维支配肝、脾、肾等实质性器官和腹腔内结肠左曲以上的消化管;③自脊髓L1~L3节段侧角细胞发出的节前纤维交换神经元后,节后纤维支配结肠左曲以下的消化管、盆腔脏器以及下肢的血管、汗腺和立毛肌。

(2) 副交感神经

副交感神经的低级中枢位于脑神经内脏运动核和脊髓S2~S4节段骶副交感核,是副交感神经节前神经元胞体所在位置。颅部副交感神经节前纤维行于动眼神经、面神经、舌咽神经和迷走神经内,分布于瞳孔括约肌、睫状肌、泪腺、鼻腔黏膜腺、下颌下腺、舌下腺、腮腺、颈、胸和腹腔脏器（除结肠左曲以下的消化管）。骶部副交感神经的节前纤维由脊髓 S2～S4 节段骶副交感核发出，分支至降结肠、乙状结肠和盆腔脏器。

2. 内脏感觉神经

人体的内脏感觉神经在到达所分布器官的过程中，常互相交织，构成内脏神经丛，再由这些神经丛发出分支，分布于内脏、心血管和腺体。同躯体感觉神经一样，内脏感觉神经元胞体亦位于脊神经节或脑神经节内。其周围突随交感神经和副交感神经（主要是迷走神经和盆内脏神经）分布；中枢突进入脊髓或脑干，分别止于脊髓后角或脑干孤束核。内脏感觉纤维一方面借中间神经元与内脏运动神经元联系，形成内脏-内脏反射；或与躯体运动神经元联系，形成内脏-躯体反射。另一方面经过较复杂的传导途径将冲动传至大脑皮质，产生内脏感觉。内脏感觉传导途径复杂，对其确切通路，迄今知之甚少。

四、老年人周围神经的结构特点

1. 周围神经的变化特点

老年人各种感觉的阈值均增高，包括视觉、听觉、触觉、关节位置觉、嗅觉、外周痛觉和温度觉等，此种情况可因特殊感觉器官的退行性改变而加速。这是一种渐进的传入神经阻滞，周围神经系统与脊髓的退行性改变也与之有关，周围感觉及运动神经的神经纤维数量减少，神经轴突减少，导致神经胶质增生，从而引起传导速度减慢。由于皮质脊髓传导功能的减退，故各种躯体自主活动从指令意识产生到开始出现动作的时间延长。

2. 自主神经系统的变化特点

自主神经系统同样也经历着退行性改变的过程，神经元丧失、神经纤维数量减少，导致传导减慢，引起受体和神经递质在数量和功能方面发生改变。老年人自主神经反射的反应速度减慢、反应强度减弱，引起压力反射反应、冷刺激的血管收缩反应和体位改变后的心率反应均启动较慢，导致反应幅度较小，而不能有效地稳定血压。

3. 周围神经系统和神经肌肉接头功能

老年人周围神经系统的结构特点主要包括神经纤维数量减少、神经轴突减少、神经胶质增生以及传导速度减慢等。这些变化导致老年人的感觉和运动功能下降，具体表现为随着年龄的增长，周围神经系统的神经纤维数量逐渐减少，与神经纤维数量减少相伴的是神经轴突的减少。而神经胶质细胞增生，这可能是对神经纤维减少的一种补偿性反应。周围神经冲动传导速度减慢，影响神经信号的传递效率。

📋 巩固提高

问题 1：脊神经与脑神经分别连接于中枢神经系统的哪个部位？

_____

问题 2：脊神经与脑神经纤维成分有哪些区别？

_____

问题 3：内脏运动神经与躯体运动神经有哪些区别？

_____

问题4：老年人周围神经结构特点有哪些？

项目十一

内分泌系统

项目导读

陆召麟是我国著名内分泌学专家,原北京协和医院院长,18岁立志从医,把一辈子都献给了祖国的医学事业。1963年,在接受严格的实习临床培训后,24岁的陆召麟正式进入北京协和医院。在当时,内分泌科在国内还不太成熟,很多病都查不出原因,于是陆召麟就下定决心,要把这块"硬骨头"啃下来,每天跟着老师学习,钻研内分泌知识。如今,陆召麟已经是一名有着六十多年党龄、从医六十余载的协和医务工作者,他始终秉承"严谨求精、勤奋奉献"的协和精神,支援农村医疗建设,引领我国内分泌科学科建设,为祖国培养了大量内分泌科专业人才。同学们,让我们跟着陆院长一起来了解内分泌系统吧!

内分泌系统是机体重要的调节系统,与神经系统相辅相成,共同调节机体的生命活动,尤其在调控机体生长发育、新陈代谢、个体繁殖等方面发挥重要作用(图11-1)。它在体内有3种存在形式:①独立组成的内分泌器官,又称内分泌腺,包括甲状腺、甲状旁腺、肾上腺、垂体、松果体、胸腺等;②位于其他器官内的内分泌组织,如胰腺中的胰岛、卵巢中的黄体、睾丸中的间质细胞等;③散在分布的内分泌细胞,如APUD系统的细胞,分布于胃肠道、呼吸道、泌尿生殖道、中枢神经系统等处。

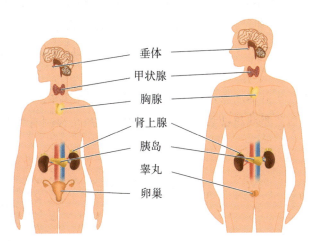

图11-1 内分泌系统

内分泌系统中,各种内分泌细胞的分泌物称激素,通过血液循环周流全身,作用于其他部位器官和组织的特定细胞。有的激素可直接作用于邻近的细胞,称旁分泌。能接受激素刺激的器官、组织或细胞分别称为该激素的靶器官、靶组织或靶细胞。激素在血液中含量极微,但对机体的新陈代谢和生长发育等功能活动起重要的促进和调节作用。

内分泌系统与神经系统关系密切。一方面,内分泌系统受神经系统的控制和调节,神经系统作用于内分泌腺,间接地调节人体各器官的功能,这种调节属于神经-体液调节;另一方面,内分泌系统也影响神经系统的生长发育和功能活动,如甲状腺分泌的甲状腺素可影响脑的正常发育和功能。

任务目标

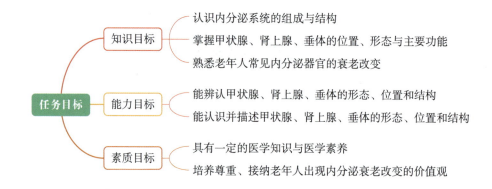

核心概念

甲状腺　肾上腺　垂体

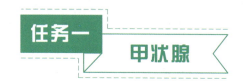

案例导入

患者，女性，72岁，最近几个月来，家人发现患者变得异常安静，反应迟钝，记忆力也有所下降。起初，家人以为这是正常的老年变化，没有太在意。但随着时间的推移，患者症状逐渐加重，甚至开始出现轻微的抑郁倾向。在一次常规的体检中，医生发现患者的甲状腺功能异常，经检查确诊为甲状腺功能减退症。

思考1：甲状腺位于何处？甲状腺激素对人体有哪些重要作用？

思考2：甲状腺的形态如何？甲状腺功能亢进和甲状腺功能减退分别有哪些常见的症状？

学习内容

一、甲状腺

1. 甲状腺的形态与位置

甲状腺是人体最大的内分泌腺，呈"H"形，由左、右侧叶和中间连接的甲状腺峡组成。侧叶位于喉和气管的两侧，下端多位于5~6气管软骨环之间，峡部位于2~4气管软骨环的前面（图11-2）。

2. 甲状腺的组织结构

甲状腺表面包有薄层结缔组织被膜，被膜伴随血管伸入腺实质内，将甲状腺分成许多界限不明显的小叶，每个小叶内有20~40个甲状腺滤泡，滤泡构成甲状腺的实质。滤泡间有少量结缔组织、丰富的毛细血管及滤泡旁细胞，构成甲状腺的间质。

3. 甲状腺及甲状腺激素的功能

甲状腺的功能主要是合成、贮存和分泌甲状腺激素。甲状腺激素主要包括四碘甲腺原氨酸，又称甲

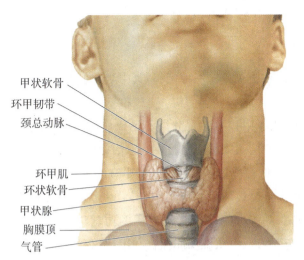

图 11-2 甲状腺(前面观)

状腺素(T4)和三碘甲腺原氨酸(T3)。

甲状腺激素通过调节细胞内的代谢活动,影响蛋白质、脂肪和碳水化合物的合成与分解,主要有以下几个方面的功能。

①促进生长发育:最明显是在婴儿时期,在出生后头 5 个月内影响最大,主要促进骨骼、脑和生殖器官的生长发育。

②对代谢的影响:甲状腺素使基础代谢率增高。在正常情况下,甲状腺激素主要促进蛋白质合成,如果分泌过多,则过多的甲状腺激素可使蛋白质大量分解,如甲状腺功能亢进患者的基础代谢率可增高 35% 左右。相反,甲状腺功能低下患者的基础代谢率可降低 15% 左右。在老年人中,由于甲状腺功能的减退,甲状腺激素分泌量减少,导致新陈代谢率降低,身体对能量的需求减少,从而引起肥胖、高血脂等代谢性疾病。

③其他方面:甲状腺激素对心血管系统、神经系统和骨骼系统等具有重要影响。研究表明,甲状腺激素能够调节心脏收缩力、心率和血压等心血管参数,对维持心血管系统的正常功能至关重要。甲状腺激素还能够影响神经系统的发育和功能,对老年人的认知能力和记忆力等方面具有积极作用。

4. 甲状腺的调控

甲状腺激素的分泌受到下丘脑-垂体-甲状腺轴的调控。当甲状腺激素分泌不足时,下丘脑会分泌促甲状腺激素释放激素(TRH),进而刺激垂体分泌促甲状腺激素(TSH)。促甲状腺激素作用于甲状腺,促进甲状腺激素的分泌,从而维持体内甲状腺激素水平的稳定。随着年龄的增长,下丘脑和垂体的功能也可能受到影响,导致甲状腺激素的分泌和调控出现紊乱。

甲状腺激素在人体内的作用并非孤立存在,而是与其他内分泌激素相互作用、共同调节。例如,甲状腺激素与肾上腺激素、生长激素等共同参与调节人体的新陈代谢和生长发育过程。

二、甲状腺的衰老改变

随着年龄的增长,甲状腺的功能和结构会发生一系列变化。甲状腺细胞逐渐失去其原有的活性和功能,出现细胞膜通透性增加、线粒体功能受损以及细胞核形态异常等变化,这些变化导致细胞代谢能力下降,甲状腺激素合成和分泌减少,特别是 T3 和 T4 的水平下降尤为明显,导致甲状腺功能减退、新陈代谢减缓、能量产生减少,从而引起一系列衰老症状,如皮肤干燥、记忆力减退、心血管功能下降等。这种衰退在女性中尤为明显,特别是在更年期后。研究表明,60 岁以上的老年人中,约有 20% 存在甲状腺激素分泌不足的情况。

三、甲状腺疾病

老年甲状腺疾病是内分泌系统常见的一种疾病，其中最常见的类型为甲减和甲亢。

1. 甲减

即甲状腺功能减退症，是由于甲状腺激素分泌不足或作用减弱引起的。在老年人群中，由于身体机能的衰退，甲减的发病率相对较高。《中国甲状腺疾病诊治指南》中指出，老年人群临床甲减约2%～5%，亚临床甲减约8%～10%，且女性患者多于男性。老年甲减的发病机制与多种因素有关，其中最常见的是自身免疫性甲状腺炎。这种炎症会破坏甲状腺组织，导致甲状腺激素分泌不足。此外，老年人常常患有一些慢性疾病，如糖尿病、心脏病等，也可能影响甲状腺的功能。

甲减的诊断主要依据临床表现、甲状腺功能检查和甲状腺自身抗体检测。临床表现包括乏力、畏寒、便秘、记忆力减退等症状。甲状腺功能检查可见甲状腺激素水平降低，促甲状腺激素水平升高。甲状腺自身抗体检测可发现甲状腺过氧化物酶抗体（TPO-Ab）和甲状腺球蛋白抗体（TgAb）升高。

对于老年甲减的治疗，目前主要采用甲状腺激素替代疗法。通过补充外源性的甲状腺激素，可以恢复甲状腺的正常功能，从而缓解甲减的症状。除了药物治疗外，老年甲减患者还需要注意生活方式的调整。保持规律的作息、合理的饮食和适当的运动都有助于改善甲减的症状。由于甲减可能导致骨质疏松等并发症，患者还需要注意钙和维生素D的补充。

2. 甲亢

即甲状腺功能亢进症，主要表现为甲状腺激素分泌过多，导致代谢亢进和神经兴奋性增高，是老年内分泌系统常见的疾病之一。据统计，60岁以上的老年人中，甲亢的患病率约为1%～2%。甲亢的发病率在老年人群中虽然相对较低，但由于老年人身体机能下降，往往容易出现误诊和漏诊。

甲状腺癌

甲亢的诊断主要依据临床表现、甲状腺功能检查和甲状腺影像学检查。临床表现包括心悸、多汗、消瘦、失眠等症状。甲状腺功能检查可见甲状腺激素水平升高，促甲状腺激素水平降低。甲状腺影像学检查可发现甲状腺肿大或结节。

甲亢的治疗主要包括药物治疗、放射治疗和手术治疗。药物治疗是甲亢治疗的首选方法，通过抑制甲状腺激素的合成和释放，达到控制病情的目的。放射治疗和手术治疗则适用于一些特殊情况，如药物治疗无效或甲状腺肿大明显等。甲亢患者还需要注意生活方式的调整，保持规律的作息、合理的饮食、适当的运动等，都有助于甲亢的控制和康复。

甲状旁腺

巩固提高

问题1：甲减和甲亢有什么区别？
_____
_____

问题2：如何预防甲状腺疾病？
_____
_____

任务二 肾上腺

案例导入

患者,男性,65岁,近年来一直被高血压和反复的低血钾所困扰。尽管患者规律地服用降压药物,但血压控制仍然不理想。最近,患者在一次体检中被诊断为原发性醛固酮增多症,这是一种由肾上腺皮质病变引起的疾病,导致醛固酮分泌增多,从而引起高血压和低血钾。

思考1:肾上腺位于何处?醛固酮分泌增多会对患者产生哪些影响?

思考2:肾上腺的形态如何?肾上腺分泌哪些激素?

学习内容

一、肾上腺

1. 肾上腺的位置和形态

肾上腺是成对器官,位于肾的上方,左、右各一,呈黄色,左肾上腺近似半月形,右肾上腺呈三角形。肾上腺作为内分泌系统的重要组成部分,承担着调节体内多种生理功能的重任(图11-3)。

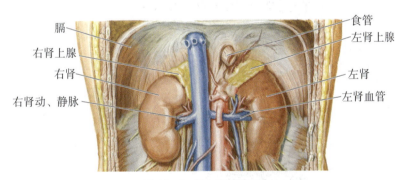

图11-3 肾上腺(前面观)

2. 肾上腺的组织结构

肾上腺表面包有一层结缔组织被膜,结缔组织伴随血管和神经伸入实质内,分布在细胞团、索之间,构成间质。实质由周围的皮质和中央的髓质2个部分构成,皮质占肾上腺体积的80%~90%,髓质占肾上腺体积的10%~20%。

3. 肾上腺及其分泌激素的功能

肾上腺的皮质和髓质均具有分泌功能。

肾上腺皮质由外向内依次分为球状带、束状带和网状带。球状带分泌以醛固酮为代表的盐皮质激素,醛固酮的主要作用是促进肾远曲小管和集合管上皮细胞重吸收 Na^+ 和分泌 K^+。束状带与网状带分泌以皮质醇为代表的糖皮质激素和极少量的雄激素。糖皮质激素是调节糖代谢、脂肪代谢和蛋白质代谢的重要激素之一,还有增加骨髓造血、增强心肌收缩力、维持血压、维持循环血量等作用。此外,当机体遭受来自内外环境、社会、心理等因素刺激时,机体会分泌大量糖皮质激素,以减轻不良反应。肾上腺雄激素在青春期前1～2年分泌增多,这些雄激素能使生长加速,促使外生殖器发育和第二性征出现。

肾上腺髓质可分泌肾上腺素、去甲肾上腺素和少量多巴胺,其主要作用是调节能量代谢和参与应激反应。

4. 肾上腺的调控

肾上腺分泌激素受到下丘脑-垂体轴的调控。当下丘脑感知到身体的需求时,会分泌促肾上腺皮质激素释放激素(CRH),进而刺激垂体分泌促肾上腺皮质激素(ACTH)。肾上腺功能亢进可能导致高血压、低血钾等问题,而肾上腺功能减退则可能导致疲劳、低血压和低血糖等症状。合理的饮食、适度的运动、良好的睡眠以及减轻压力等生活方式的选择都有助于维护肾上腺的正常功能。

二、肾上腺的衰老变化

肾上腺疾病

随着年龄的增长,老年人的肾上腺细胞减少,细胞功能衰退,具体表现为肾上腺萎缩、重量减轻以及皮质和髓质的变薄等。老年人的肾上腺细胞凋亡率增加,肾上腺皮质和髓质中的细胞数量减少,肾上腺组织萎缩,功能下降,皮质醇水平降低,影响肾上腺的应激反应能力。老年人的肾上腺还可能因为血液供应不足和免疫调节功能减弱而影响其功能。

肾上腺的变化还受慢性疾病的影响。高血压、糖尿病等均可导致肾上腺功能减退;环境中的化学物质、辐射等因素可对肾上腺产生直接损害;不良的生活习惯,如吸烟、饮酒、缺乏运动等,也会加速肾上腺的老化过程。

巩固提高

库欣综合征

问题1: 肾上腺皮质激素分泌过多可能引起哪些临床症状?
_____
_____

问题2: 肾上腺髓质激素在应对急性应激反应中扮演什么角色?
_____
_____

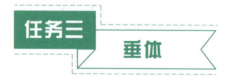

任务三 垂体

案例导入

患者,女性,72岁,最近总是感到乏力、食欲不振,并且体重有所下降。患者以为是因为年纪大了,体力不如从前,没有太在意。随着时间的推移,患者的精神状态越来越差,甚至出现了轻微的脱水症状。经医院全面检查发现,患者血液中皮质醇水平偏低,同时伴有高血糖,垂体有一个小肿瘤,被诊断为垂体腺瘤。这个肿瘤影响了垂体的正常功能,导致肾上腺皮质激素分泌不足。

思考1: 垂体位于何处?垂体瘤会对患者产生哪些影响?
思考2: 垂体的形态如何?垂体分泌哪些激素?

学习内容

一、垂体

1. 垂体的位置、形态和分部

垂体为一椭圆形小体,位于蝶骨体上面的垂体窝内,上端借漏斗连于下丘脑,其前上方与视交叉相邻(图 11-4)。当垂体发生肿瘤时,可压迫视交叉,导致双眼颞侧视野偏盲。

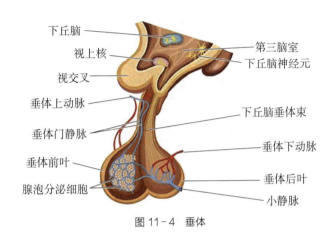

图 11-4 垂体

垂体呈椭圆形,色灰红,根据结构和功能不同,垂体可分为前方的腺垂体和后方的神经垂体 2 个部分。腺垂体由远侧部、结节部和中间部组成,神经垂体由神经部和漏斗柄组成。通常将远侧部和结节部称为垂体前叶,中间部和神经部合称为垂体后叶。

2. 垂体的组织结构

腺垂体是垂体的主要部分,约占垂体的 75%。神经垂体主要由大量无髓神经纤维、垂体细胞和丰富的窦状毛细血管组成。

3. 垂体分泌的激素

垂体分泌的激素中,较为重要的是生长激素(GH)。生长激素不仅促进骨骼和肌肉的生长,还参与调节人体代谢。研究表明,生长激素的分泌受到多种因素的调控,包括睡眠、运动、营养等。例如,深度睡眠时,生长激素的分泌量会显著增加,因此,充足的睡眠对青少年的生长发育至关重要。

4. 垂体的调控

垂体负责调控多种重要激素的分泌,从而维持人体内部环境的稳定。垂体的生理作用极为复杂,它分泌的激素不仅影响新陈代谢、生长发育,还调控着其他内分泌腺的活动。例如,垂体前叶分泌的促甲状腺激素(TSH)能刺激甲状腺分泌甲状腺激素,这对于调节人体代谢、促进生长发育至关重要。垂体还分泌促肾上腺皮质激素(ACTH),刺激肾上腺皮质分泌皮质醇,参与调节人体的应激反应。当遭遇危险或进行剧烈运动时,促肾上腺皮质激素的分泌会增加,促使皮质醇大量分泌,帮助人体应对压力。

二、垂体的衰老改变

垂体的衰老与多种因素有关,包括基因突变、氧化应激、炎症等。垂体与下丘脑的相互作用在人体内分泌系统中扮演着至关重要的角色。下丘脑通过分泌多种释放因子和抑制因子,调控垂体的活动。垂体根据下丘脑的指令,分泌相应的激素,调节全身各器官的功能。然而,随着年龄的增长,下丘脑和垂体的功能会逐渐衰退,导致内分泌失调和一系列衰老症状的出现。垂体功能减退还可引起促性腺激素的分泌

垂体疾病

量逐渐减少,导致性腺功能减退,出现一系列症状,如性欲减退、生殖能力下降等。

巩固提高

松果体与褪黑素

问题1:如何识别并应对老年垂体功能减退患者的急性肾上腺皮质功能危象?

_____
_____

问题2:垂体疾病如何影响认知功能和情绪状态?应如何应对?

_____
_____

项目十二 能量代谢与体温

项目导读

1592年,伽利略成功制作出人类史上第一支温度计,通过观察玻璃管内水柱的变化来测量温度。这一发明不仅推动了医学的发展,也体现了科学家的创新精神。同学们可以在今后的学习和生活中勇于创新,培养科学探索精神。

任务目标

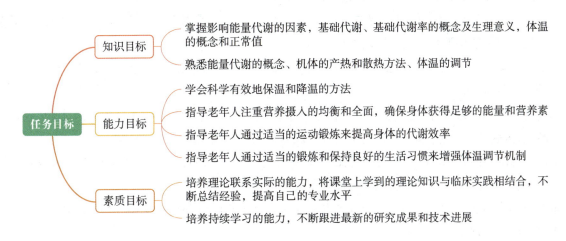

- 知识目标
  - 掌握影响能量代谢的因素,基础代谢、基础代谢率的概念及生理意义,体温的概念和正常值
  - 熟悉能量代谢的概念、机体的产热和散热方法、体温的调节
- 能力目标
  - 学会科学有效地保温和降温的方法
  - 指导老年人注重营养摄入的均衡和全面,确保身体获得足够的能量和营养素
  - 指导老年人通过适当的运动锻炼来提高身体的代谢效率
  - 指导老年人通过适当的锻炼和保持良好的生活习惯来增强体温调节机制
- 素质目标
  - 培养理论联系实际的能力,将课堂上学到的理论知识与临床实践相结合,不断总结经验,提高自己的专业水平
  - 培养持续学习的能力,不断跟进最新的研究成果和技术进展

核心概念

基础代谢　体温

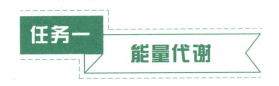

任务一　能量代谢

案例导入

在寒冷的冬季,社区工作人员在一次日常走访中发现,一位80岁的独居老人王爷爷出现了身体不适的情况。王爷爷手脚冰凉,精神萎靡,体温测量仅为35.2℃,明显低于正常体温。工作人员立即将他送往医院。医生解释说,老年人的体温调节能力较弱,能量代谢降低,容易出现低体温症,这种情况如果不及时处理,可能会引发严重的健康问题。

思考1: 老年人能量代谢下降的原因是什么?如何通过科学手段改善他们的体温调节能力?

思考2：影响能量代谢的因素是什么？基础代谢的概念是什么？

学习内容

一、能量代谢

1. 能量代谢的定义

新陈代谢（metabolism）是生命活动的基本特征，是生物体内能量产生、转换和利用的过程。人体物质代谢过程中总伴随着能量的贮存、释放、转移和利用等，称为能量代谢。

2. 能量代谢的生理过程

在人体内，食物通过消化吸收后，其中的能量物质（如糖类、脂肪和蛋白质）被转化为可供细胞利用的能量形式，如ATP（三磷酸腺苷）。这些能量支持着生物体的各种生命活动，如生长、运动、呼吸、消化等，同时还维持着生物体的体温和内部环境的稳定。

二、影响能量代谢的因素

影响能量代谢的因素包括肌肉活动、精神活动、食物特殊动力效应、环境温度和内分泌腺的活动等。

①肌肉活动：肌肉活动对能量代谢的影响最为显著。运动时，骨骼肌张力增加，肌纤维收缩，耗能增多。剧烈运动时的能量消耗比安静时增加许多倍。

②精神活动：当人处于精神紧张状态时，如焦虑、恐惧等，会引起无意识的肌紧张增强、交感神经兴奋等，从而增加能量代谢。

③食物的特殊动力效应：进食能刺激机体额外消耗能量。不同食物的特殊动力效应不同，以蛋白质的效应最强，因为消化、吸收和代谢食物中的营养成分需要额外耗能。

④环境温度：在20～30℃的环境中，能量代谢最为稳定。当环境温度过低时，身体会通过寒战等方式产热，增加能量消耗；温度过高则会通过出汗等方式散热，增加能量代谢。

⑤内分泌腺的活动：甲状腺素、肾上腺素等激素能显著提高细胞的代谢水平。当甲状腺功能亢进时，基础代谢率可比正常高25%～80%。

三、基础代谢

基础代谢（basal metabolism）是指基础状态下的能量代谢。基础代谢率（basal metabolic rate）是在基础状态下，单位时间内的能量代谢（表12-1）。所谓基础状态，是指人体处于清晨、清醒、静卧、未做肌肉活动、空腹（禁食12小时以上）、环境温度在20～25℃、无精神紧张的状态。基础状态排除了肌肉活动、食物的特殊动力效应、环境温度和精神活动等对能量代谢可能产生影响的因素。在这种状态下的能量代谢消耗，主要用于维持人体的最基本生命活动（如心跳、呼吸等），较为稳定。

表12-1 我国人体正常的基础代谢率平均值[kJ/(m²·h)]

性别	年龄（岁）						
	11～15	16～17	18～19	20～30	31～40	41～50	51及以上
男	195.5	193.4	166.2	157.8	158.6	154.0	149.0
女	172.5	181.7	154.0	146.5	146.9	142.4	138.6

总的来说,基础代谢率的实测值与正常平均值比较,相差在±15%以内均属于正常,相差超过±20%时,才有可能是病理变化。很多疾病都伴有基础代谢率的改变,而在各种疾病中,甲状腺功能改变对基础代谢率影响最为显著。甲状腺功能亢进时,基础代谢率可比正常值高25%~80%;甲状腺功能减退时,基础代谢率低于正常值20%~40%。因此,基础代谢率的测定是临床用来诊断甲状腺疾病的重要辅助方法。此外,糖尿病、肾上腺皮质功能亢进、发热时,基础代谢率也会增高;而病理性饥饿、肾病综合征时,基础代谢率则降低。

四、能量代谢的生物学意义

能量代谢不仅支持生物体的各种生命活动,还维持机体的体温和内部环境的稳定,对人类的生存、繁衍和演化都具有至关重要的作用。同时,能量代谢在医学、营养学、生物技术和环境科学等领域也有着广泛的应用。综上所述,能量代谢是机体维持生命活动的基础过程之一,它涉及多种生化反应和能量转换途径,并受到多种因素的影响。

老年人体重指数(BMI)

巩固提高

问题1:何谓能量代谢?

问题2:何谓基础代谢率?

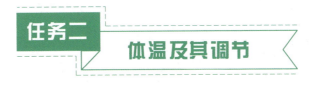

任务二　体温及其调节

案例导入

患者,男性,58岁,患细菌性败血症,表现为发冷、战栗、精神萎靡,体温升高达39.5℃,服用扑热息痛1片,半小时后全身发热,出大汗,体温下降。

思考1:机体产热和散热的主要器官有哪些?
思考2:体温的概念是什么?

学习内容

体温(body temperature)是指人体内部的温度,是人体内部热量和能量平衡的结果。体表温度容易随环境温度变化而变化,各部位的皮肤温度也不一样,越靠近肢体远端,温度越低。人体内部温度是相对恒定的,但会受到多种因素的影响,如环境温度、湿度、劳动强度、时间、年龄、性别等。因此,在不同的情况下,体温也会有所波动。但人体具有一套完善的体温调节系统,可以通过产热和散热的调节来保持体温的相对恒定。

一、正常体温及其生理变动

1. 正常体温

测量体温通常是通过口腔、腋下或直肠等部位来进行的。不同部位的体温正常值略有不同,但一般都在36～37℃。

当体温高于正常范围时,称为发热或体温升高,这可能是由于感染、炎症、肿瘤等原因引起的。当体温低于正常范围时,称为体温过低或低体温,这可能是由于环境温度过低、长时间暴露于寒冷环境、药物过量等原因引起的。

2. 体温的生理变动

(1) 昼夜变化

正常人体温在24小时内呈周期性波动。清晨2～6时最低,午后2～6时最高,但波动幅度一般不超过1℃,这种昼夜周期性波动称为昼夜节律。体温的昼夜节律是受下丘脑控制的,通常认为下丘脑的视交叉上核可能存在控制机体各种昼夜节律(包括体温昼夜节律)的生物钟。这种波动与人体生物钟的影响有关,是正常的生理现象。

(2) 年龄差异

不同年龄由于基础代谢水平不同,体温也不同。婴幼儿体温略高于成年人,老年人又略低于成年人。这主要是由于不同年龄段人群的代谢速率和体温调节能力存在差异。

(3) 性别差异

成年女性的平均体温比男性高0.3℃左右。生育年龄女性的基础体温在月经周期中也有规律性的波动。月经期和排卵前期体温较低,排卵日最低,排卵后期体温升高0.2～0.5℃,直到下次月经来潮(图12-1)。因此,测定成年女性的基础体温有助于确定受试者有无排卵和排卵日期。排卵后体温升高也可能是孕激素作用的结果。

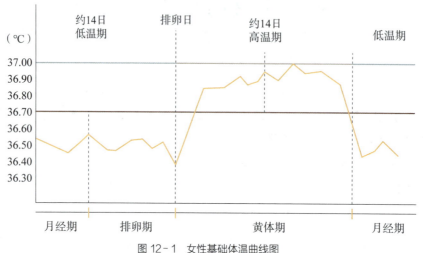

图12-1 女性基础体温曲线图

(4) 肌肉活动

剧烈肌肉活动(如劳动、运动、哭闹等)可使骨骼肌紧张并强烈收缩,产热增加,导致体温升高。这种体温升高是暂时的,随着活动的停止和身体的恢复,体温会逐渐恢复正常。给老年人测量体温应注意根据测量部位的不同,做好相应的准备。例如,口腔测量前30分钟应避免喝热饮、冷饮、进食、吸烟等活动;腋下测量前应确保腋窝干燥、无汗液残留。

（5）环境因素

环境温度对人体体温也有一定影响。在寒冷的环境中，人体会尽可能保持体温，避免过度降温；在炎热的环境中，人体会通过出汗等方式散热，防止体温过高。

二、机体的产热与散热

机体的产热和散热是一个复杂而精细的生理过程，涉及多个器官和系统的协同作用。人体之所以能够维持体温的相对稳定，是由于机体在体温调节机制的控制下，产热和散热活动取得动态平衡的结果。

1. 产热

机体产热主要来自三大营养物质（糖类、脂肪和蛋白质）的代谢过程。这些物质在细胞内经过氧化分解，释放出能量，其中一部分转化为热能。机体产热主要包括以下几种途径。

（1）基础代谢产热

基础代谢是机体在清醒、安静、空腹及室温在 20~25℃ 条件下的能量代谢。基础代谢是维持机体基本生命活动所必需的能量消耗，也是机体产热的主要途径之一。在安静时，内脏产热约占全身产热量的 56%，其中肝组织产热最高。

（2）运动产热

当机体进行运动时，骨骼肌成为主要产热器官。骨骼肌总重量约占体重的 40%，因而具有巨大的产热潜力。运动强度越大，骨骼肌紧张度增强，产热量也越多。

（3）食物特殊动力效应产热

人体在摄入食物后，由于食物的消化、吸收和代谢过程需要消耗额外的能量，这部分能量也会转化为热能。

（4）交感神经兴奋产热

交感神经兴奋促使肾上腺髓质释放肾上腺素、去甲肾上腺素、甲状腺激素等物质。这些物质通过神经体液调节促使机体新陈代谢速率增加，产热随之增加。

2. 散热

机体散热的主要目的是维持体温的相对稳定，防止体温过高导致健康问题。机体散热主要包括以下几种途径。

（1）皮肤散热

皮肤是人体最大的散热器官，通过辐射、传导、对流和蒸发等方式散发热量。

①辐射散热：是指机体以红外线形式将热能散发于外界的一种主要散热途径。辐射散热量的多少取决于皮肤温度和周围环境之间的温度差以及有效辐射面积。温度差值越大或有效辐射面积越大，辐射散热量就越多。相反，当环境温度高于体表温度时，机体也将从周围环境中吸收热量。

②传导散热：是指机体的热量直接传给同其接触的较冷物体的一种散热方式。传导散热的效率取决于皮肤表面与接触物表面的温度差、接触面积以及接触物体的导热性能。衣物是热的不良导体，故穿衣可以保暖；水和冰的导热性大，故临床上利用冰囊、冰帽可以给高热患者退热。肥胖者脂肪导热度低，故体内热量不易散发。

③对流散热：是指通过气体进行热量交换的一种散热方式。当人体的热量传给同皮肤接触的空气后，该空气因温度升高、密度变小、变轻而"离开"皮肤，新的未加热的空气又与皮肤接触。由于空气不断流动，便将体热散发到空间中。可见，对流散热是传导散热的一种特殊形式。对流散热受风速影响极大，一般来说，风速大，对流散热多；风速小，对流散热少。穿衣尤其是紧身内衣可减少空气对流，使散热减少；而棉、毛纤维间的空气不易流动，因此，增加此类衣着可以保暖。

④蒸发散热：是指水分在体表发生气化时，吸收体热而将其散发的一种形式，这是一种十分有效的散热方式。

（2）呼吸散热

人体在呼吸过程中，吸入的冷空气经过呼吸道时被加热，呼出的热空气则带走部分热量，从而实现散热。

（3）排泄散热

人体通过尿液和粪便的排泄，可以带走一部分热量。但这种方式散热量相对较少，不是主要的散热途径。

三、体温调节

温度习服

体温调节包括行为性体温调节和自主性体温调节。①行为性体温调节是指机体在大脑皮质控制下，在不同的环境中采取某一行为来保持体温相对恒定，如寒冷时，有意识地采取蜷缩身体保暖、踏步跺脚等行为来御寒。②自主性体温调节属于典型的生物自动控制系统。自主性体温调节是在中枢神经系统，特别是下丘脑体温调节中枢的控制下，通过产热和散热有关的生理反应（如战栗、发汗、改变皮肤血流量等）进行的体温调节。

巩固提高

问题1：机体产热和散热的主要方式是什么？

问题2：分析物理降温的原理。

项目十三

衰老与长寿

项目导读

人口老龄化是目前我国面临的一项重大问题。据国家统计局数据显示,截至2024年末,我国60岁及以上老年人口约3.1亿,65岁及以上老年人口约2.2亿。老年康养是一项艰巨而富有挑战的工作,我们应全面认识衰老、老年人身心特点和长寿规律,为老年康养工作奠定扎实的知识基础。

任务目标

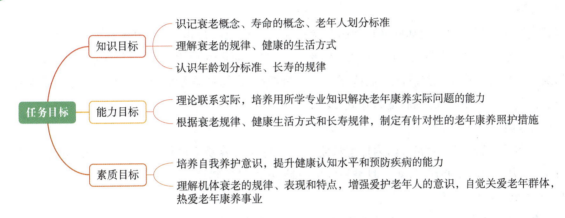

核心概念

衰老　人的寿命

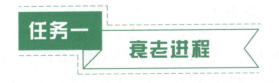

任务一　衰老进程

案例导入

人类到了一定年龄会出现白发,皮肤有皱纹,牙齿脱落,体态改变,体力下降,步行速度变慢,活动耐力降低,记忆力衰减,骨质松,睡眠时间需要减少等变化。人体为何会发生这一系列的表现呢?

思考1:什么是衰老?人体衰老在整体上有哪些表现?

思考2:老年人的心理有什么特征?

学习内容

衰老(aging)是指生物体生长发育达成熟期以后,随年龄的增长,在形态结构与生理功能方面发生的不可逆的退行性变化过程。衰老是一个复杂的自然现象，是自发的、不可抗拒的客观规律和生理现象，死亡是其最终结果。

一、衰老的生理变化

1. 整体性衰老

人体衰老过程中，机体在结构和功能上出现一系列整体性的退化性变化。细胞、组织和器官会发生很多变化，生理指标也随之出现改变。

（1）形体

呈现老年人的外貌特征，如毛发稀少并变白，牙齿脱落，肌肉萎缩，皮肤干燥松弛、失去光泽、粗糙、色素沉着、老年斑增多，身高和体重下降。

（2）身体成分

水分随年龄增长而逐渐减少，成年人含水量约占体重的60%，60岁以后含水量减少加剧。细胞数减少亦逐渐加剧，至75岁时细胞数量可减少约30%。随细胞内液和细胞外液量的减少，组织、器官（尤其是肌肉、性腺、脾等）出现不同程度的萎缩，重量降低；但脂肪组织随年龄增长而增加，增加的量上有个体差异。

（3）代谢

基础代谢率随年龄增长而降低，糖、脂肪和蛋白质的代谢也出现退行性、分解性变化。研究表明，糖代谢异常的人群，50岁以上约占16%，70岁以上约占25%。脂质的消化、吸收及排泄量减少，血清脂蛋白和动脉粥样硬化等发病率明显升高。血清球蛋白含量增高，白蛋白含量降低，容易形成大而不活跃的蛋白质分子积蓄于细胞中，引起细胞活力降低和功能下降。

（4）适应能力

衰老机体的各种调节能力降低，内环境稳定性差。青年人容易适应体力和脑力劳动，但老年人往往难以适应，体力活动时易心慌、气短。夏季易发生中暑，冬季易患感冒。

2. 各系统、器官的衰老

人体各系统、器官的生理功能均随年龄增长而减退，主要表现为储备能力减少、适应能力降低和抵抗能力减退等。

（1）神经系统

脑细胞数减少，脑组织萎缩。自20岁开始，人脑神经元数每年以约总数的0.8%逐渐减少；60岁时大脑皮层细胞数减少20%～25%，小脑皮层细胞数减少约25%。脑动脉出现硬化，供血、供氧减少，易引起脑软化。研究表明，约半数65岁以上老年人群的脑部都可发现有缺血性病灶。脑内多种神经递质分泌量减少，活性降低，可导致老年人健忘、智力减退和睡眠不佳等。脑神经元突触数量减少且退行变性，可致老年人对外界刺激的反应迟钝，动作协调能力下降。自主神经元变性和功能紊乱，内脏器官功能活动失调。此外，老年人视觉、听觉等感觉功能均下降。

（2）心血管系统

心血管功能及调节能力均降低，在心脏表现为心房增大，心室容积减小，心瓣膜环扩大，瓣尖部增厚，心肌纤维化，脂褐素沉积，心瓣膜出现退行性变化和钙化。心传导系统中窦房结P细胞减少，房室结和房室束等不同程度纤维化，易引起心脏传导障碍。动脉内壁增厚，大动脉扩张，小动脉管腔变小，动脉出现粥样硬化。血管硬化使其可扩张性变小，易出现血压升高和体位性低血压。

（3）呼吸系统

鼻腔加温、加湿和过滤气体的功能减退甚至丧失。咽黏膜和淋巴细胞萎缩，易引发上呼吸道感染。小气道阻力增加，易发生呼吸困难。胸廓变硬，胸腔扩大，易形成桶状胸，使胸壁顺应性降低。气道整体防御功能下降。肺泡壁变薄,肺泡融合,弹性降低,同时呼吸肌萎缩,肺弹性回缩力降低,导致肺活量减少,残气量增多。老年人咳嗽反射降低,纤毛运动功能退化,肺内滞留的分泌物和异物增多,易发生感染。

(4) 消化系统

口腔内牙龈萎缩,齿龈外露,牙齿松动并有不同程度脱落。舌和咀嚼肌萎缩,唾液腺分泌减少,影响消化功能。胃黏膜及腺细胞萎缩、退化,胃液分泌减少,黏液-碳酸氢盐屏障蠕动无力,吸收能力变差。胰腺分泌功能下降,消化酶减少,活性降低,使小肠消化功能明显下降。大肠蠕动缓慢,充盈不足,易引起便秘。肝细胞酶活性和合成蛋白质能力均下降,解毒功能减退,易引起药物性肝损害。消化和吸收功能降低,易引起蛋白质等营养物质的缺乏。胆囊及胆管壁变厚、弹性降低,易发生胆石症和胆囊炎。胰腺萎缩,胰岛细胞变性,胰岛素分泌量减少。

(5) 泌尿系统

肾脏逐渐萎缩,肾小球数量减少,肾血流量减少,肾小球有效滤过压降低。肾小管数量减少,分泌和重吸收功能减退。肾功能减退,出现少尿,尿素和肌酐清除率降低。肾脏调节酸碱平衡的能力下降。输尿管平滑肌收缩力降低,尿液流入膀胱的速度减慢,易反流。膀胱平滑肌萎缩,体积缩小,容量减少,会出现夜尿次数增加,残尿量增多。

支配膀胱的自主神经功能减退,排尿反射减弱,尿意控制能力降低,易出现尿频、排尿延迟,甚至尿失禁。男性前列腺增生,前列腺分泌功能减退,易发生尿道感染。

(6) 内分泌系统

下丘脑受体数量减少,促激素释放激素分泌减少,垂体的受体敏感性降低,垂体及靶腺的功能也随之发生减退。下丘脑-神经-内分泌轴功能减退,在性腺表现为性腺萎缩,性激素分泌逐渐减少,性功能减退,是内分泌系统衰老最显著的变化。在胰岛细胞膜上,胰岛素受体减少,对胰岛素的敏感性降低,胰岛功能减退,胰岛素分泌减少,糖耐量降低,这也是老年人糖尿病发生率升高的主要原因。甲状腺和甲状旁腺合成并分泌激素的功能减退。肾上腺皮质和肾上腺髓质细胞数量减少,合成和分泌激素的功能下降,使老年人应激能力降低。

(7) 免疫系统

免疫系统功能降低,体液免疫减退,对外来抗原的反应减弱,对已知抗原不发生反应,不能识别新抗原。细胞免疫功能下降,监控能力减弱。机体免疫防御能力下降,表现为老年人更易患感染性疾病、恶性肿瘤等;自身免疫反应则增强,常引起自身免疫性疾病。

(8) 生殖系统

男性40岁以后血浆睾酮含量逐渐降低,从50岁开始,精子数量减少,精子活动度减弱,受精能力降低,性功能减退。女性生殖系统的变化较男性更明显,多数女性更年期在45~55岁之间,此阶段卵巢内分泌功能减退,雌激素分泌减少,停止排卵,导致绝经;子宫缩小,内膜萎缩;阴道萎缩,腺体分泌减少。

(9) 运动系统

骨质吸收超过骨质钙化形成是骨骼老化的特征。骨内水分增多,钙因向其他组织转移而减少,导致骨质疏松。骨中胶原蛋白和黏蛋白减少,骨脆性增加,易发生骨折和畸形,骨的创伤愈合速度也变得缓慢。关节老化表现为关节软骨与滑膜钙化,纤维失去弹性,韧带和肌腱因纤维化而逐渐僵硬,使关节活动受到影响,引起疼痛。同时,骨质增生形成骨刺。骨骼肌纤维数量减少、变细,骨骼肌萎缩,韧带萎缩,肌力减退,导致机体易疲劳。

(10) 感觉器官

皮肤变松弛,毛发逐渐变白,脱发增加。自由基增多,易形成老年斑。视器衰老表现为上睑下垂,眼球下陷,出现眼袋;结膜血管硬化变脆,易发生结膜充血;泪腺分泌减少,导致眼干涩;角膜老化,出现老年环;晶状体弹性减弱,睫状肌收缩力差,出现老花眼;视网膜变薄,周缘萎缩,易发生老年性眼病。前庭蜗器收集和传导声波的能力降低,基底膜上的毛细胞萎缩、变性,听力下降,听高频声音变得更吃力。

二、衰老的心理变化

1. 认知能力下降

随着年龄的增长,大脑神经元的数量逐渐减少,大脑功能逐渐衰退,老年人的记忆尤其是近期记忆逐渐减退。中枢神经系统递质的合成和代谢减弱,导致感觉能力降低,反应迟钝,注意力不集中,动作灵活性差。大脑皮层的衰变使皮层下部的本能活动占优势,部分老人往往出现一些如儿童般的行为。

正常老化的特点

2. 情绪不稳定

老年人因健康状况、精神情感的变化和生活环境的改变等,引起情绪波动大,表现出焦虑和抑郁的情绪反应,并常伴有自责。因对外界刺激敏感而出现焦虑情绪,表现为急躁、易怒、紧张、恐惧等,且情绪自控能力差;抑郁情绪则表现为对周围事物的反应淡漠,凡事无动于衷,沉默寡语,甚至长时间的情绪低落,严重时可能出现自杀倾向。若焦虑、抑郁情绪长期存在,或未经有效调节,则可能发展为老年焦虑症、抑郁症和疑病症等心理疾病。情绪不稳定、焦虑和抑郁等心理问题又会引发或加剧一些身心疾病,如高血压、心脏病等。

3. 孤独感和依赖心理

老年人因环境改变、社会角色转换、丧偶、独居、身体和心理状况变化等因素,导致社会交往减少,或缺乏有意义的思想和情感交流,常出现孤独感、隔绝感和失落感。老年人的依赖心理则表现为对自己信心不足、畏缩和犹豫不决。

老化程度测定指标综合评定

4. 睡眠障碍

因大脑皮质的兴奋和抑制能力降低,老年人往往出现睡眠减少、睡眠浅、多梦、早醒等睡眠障碍。

5. 趋向保守和固执

老年人对新事物不敏感,想象力下降。往往因不愿意接受新事物和新思想,固守旧习惯,自我封闭,甚至性格改变,导致社会适应能力下降。

巩固提高

问题1:人体神经系统的衰老有哪些表现?

_____

_____

问题2:根据老年人的生理和心理特点,谈一谈如何加强老年人的照护?

_____

_____

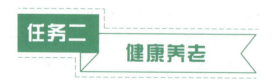

任务二　健康养老

案例导入

2018中国-东盟大健康产业国际论坛于2018年12月14日至16日在广西巴马瑶族自治县举行。巴马瑶族自治县被誉为"世界长寿乡·中国人瑞圣地",据第二次到第五次全国人口普查,巴马每10万人中就有32位百岁老人,巴马百岁以上老年人占总人口的比例高,位居世界5个长寿区之首。

思考1:什么是健康?
思考2:影响寿命的因素有哪些?

学习内容

一、健康与寿命的概念

1. 健康

健康(health)是指一个人在身体、精神、心理和社会等方面都处于良好状态。传统的健康即"无病",现代健康是指人整体的健康,包括躯体、心理、心灵、社会、智力、道德等多方面的健康。

2. 寿命

人的寿命(lifespan)是指人从出生经发育、成长、成熟、老化直至死亡前机体生存的时间,通常将年龄作为衡量寿命长短的标准。据统计,到2021年,我国平均寿命已经达到77岁,男性平均寿命73.64岁,女性平均寿命79.43岁。

(1) 寿命划分标准

①年代年龄(历法年龄、时序年龄):年代年龄为出生后按日历计算的年龄,也叫实足年龄,是最常用的计算年龄的方法,具有简单、易于计算的特点,是不以人的意志为转移的客观记载。②生物学年龄:生物学年龄是依据生理学和解剖学上发育状态所推算出来的个体年龄,表示个体在组织结构和生理功能上的实际衰老程度,可用来预估个体未来的健康状况和寿命。③心理年龄:心理年龄是心理学"智力测验"中的术语,是根据标准化智力测试的结果来衡量人体的智力水平。将心理学年龄与年代年龄进行对照,可以看出智力绝对水平的高低。

(2) 年龄阶段的划分标准

2000年世界卫生组织经对全球人体素质和平均寿命进行测定,对年龄的划分标准做出新的规定,将人的一生分为以下年龄阶段:44岁以下的人群为青年;45~59岁的人群为中年人;60~74岁的人群为年轻老年人,即老年前期;75岁以上的人群为老年人;将90岁以上的人群称为长寿老人。5个年龄段的新划分,将人类的衰老期推迟了约10年,这将对人们的心理健康及抗衰老意志产生积极的影响。

人口老龄化是指一个国家或地区总人口中因年轻人口数量增加而导致的老年人口比例相应增长的动态过程。人口老龄化包括2个方面:①老年人口相对增多,在总人口中占比呈不断上升趋势;②社会人口结构呈现老年状态,进入老龄化社会。国际上通常把一个国家或地区60岁及以上老年人口占总人口数的10%,或65岁及以上老年人口占总人口数的7%,视为该国家或地区进入老龄化。

二、影响寿命的因素

1. 遗传因素

一般情况下,双亲寿命短者,其子女寿命也短;单卵孪生的两人寿命差异比孪生小;女性的寿命长于男性。长寿老人遗传物质的结构和功能都比较稳定,DNA损伤程度较小,修复功能较强,不易受外界理化因素的影响。

2. 环境因素

气温越高,机体的代谢率越高,可导致寿命缩短;气温过低也会导致寿命缩短。辐射和环境中化学因素也会导致机体一些器官的早衰。空气新鲜、无工业污染、良好的水土资源环境和合理健康的饮食可以起到抗衰老的作用。

3. 心理因素

积极的情绪和良好的心态是使人健康长寿的重要因素。长寿老人的生活往往起居有常、具有规律。

三、健康的生活方式

人类的平均寿命随抗衰老医学的不断发展和医疗保健手段的不断提高而得到延长。世界卫生组织的一项研究显示，人的健康和寿命60%取决于自身因素，15%取决于遗传因素，10%取决于社会因素，8%取决于医疗条件，7%取决于环境（气候）的影响。这提示对于健康的维持和生命的延长，自我养生保健具有决定性作用。因此，自我保健、寻求养生之道已成为现代人关注的焦点。

健康的生活方式是一种综合性的养生保健行为模式，旨在提高个人的身心素质和心理健康水平，在抗衰老和延长寿命中起着重要作用，涵盖了饮食、运动、心理、睡眠、社交等多个方面。

1. 心理状态

拥有良好的心理状态是一个人健康的表现，也是实现抗衰老的重要方法。异常的心理状态往往会加速衰老，抑郁、焦虑、恐惧、易怒等均不利于身心健康。生活中要学会自我调适，积极面对压力和挑战，保持乐观、平和的心态，避免过度焦虑和抑郁。

2. 合理饮食

保持均衡的膳食营养是抗衰老的重要措施，日常饮食中应注意饮食的多样性和营养的全面性。摄入足量的瘦肉、禽蛋、奶类、豆类、维生素、微量元素、钙和纤维素等，适量摄入盐、糖、动物脂肪等，避免过度摄入高热量、高脂肪食物，适量摄入多样化的粗粮、新鲜蔬菜和水果。

3. 良好的生活方式

科学、良好、规律的生活方式有利于身心健康。养成良好的睡眠习惯，早睡早起，保证充足的睡眠时间，以提高身体的恢复能力和精神状态。工作劳逸结合，避免吸烟和饮酒，以减少对身体的危害。积极参与社交活动，与他人建立良好的人际关系，以增强社会支持系统，促进心理健康。

4. 体育锻炼

长期坚持规律的体育锻炼能改善机体生理功能，增强体质，提高免疫力，预防和减少疾病。中老年人可根据自身身体状况和兴趣爱好，选择适合自己的运动方式并保持一定的运动量，如散步、跑步、游泳等。

5. 其他

中草药尤其是补中益气的中草药，如人参、黄芪等，能促进人体的免疫功能，增强机体的抗病能力，对延缓衰老、提高生命质量有一定作用。

巩固提高

问题：请列举出利于健康和长寿的生活方式。

主要参考文献

References

[1] 高洪泉,乔跃兵. 正常人体结构. 5版[M]. 北京:人民卫生出版社,2024.

[2] 乔跃兵,武煜明,马永臻. 人体解剖生理学[M]. 北京:高等教育出版社,2021.

[3] 陈地龙,范真. 人体解剖学[M]. 北京:中国中医药出版社,2018.

[4] 岳应权,宁国强,宋宇. 人体解剖学. 2版[M]. 北京:北京大学医学出版社,2024.

[5] 王海杰. 人体系统解剖学. 5版[M]. 上海:复旦大学出版社,2021.

[6] 张红旗. 系统解剖学[M]. 上海:复旦大学出版社,2015.

[7] 才艳红,郭强,方琼,等. 老年人体结构与功能[M]. 长沙:中南大学出版社,2019.

[8] 周华,杨向群. 人体解剖生理学. 8版[M]. 北京:人民卫生出版社,2022.

[9] 罗自强,管又飞. 生理学. 10版[M]. 北京:人民卫生出版社,2024.

[10] 吴建清,徐冶,郭新庆. 人体解剖学与组织胚胎学. 9版[M]. 北京:人民卫生出版社,2024.

[11] 庄艳,郑松柏. 重视消化系统衰老的特点和规律研究[J]. 老年医学与保健,2023,29(05).

[12] 冯润荷,夏青. 正常人体结构与功能. 3版[M]. 北京:人民卫生出版社,2018.

[13] 程田志,刘荣志. 人体解剖学与组织胚胎学. 2版[M]. 上海:上海交通大学出版社,2024.

[14] 张晓丽,袁鹏. 人体解剖生理学[M]. 南京:化学工业出版社,2024.

图书在版编目(CIP)数据

正常人体结构与功能/崔颜宏,邱爱珠主编.
上海:复旦大学出版社,2025.5. -- ISBN 978-7-309-17822-7
Ⅰ.Q983
中国国家版本馆 CIP 数据核字第 20251D6T45 号

正常人体结构与功能
崔颜宏　邱爱珠　主编
责任编辑/朱建宝

复旦大学出版社有限公司出版发行
上海市国权路 579 号　邮编:200433
网址:fupnet@fudanpress.com　http://www.fudanpress.com
门市零售:86-21-65102580　团体订购:86-21-65104505
出版部电话:86-21-65642845
上海丽佳制版印刷有限公司

开本 890 毫米×1240 毫米　1/16　印张 10.25　字数 289 千字
2025 年 5 月第 1 版第 1 次印刷

ISBN 978-7-309-17822-7/R·2157
定价:59.00 元

如有印装质量问题,请向复旦大学出版社有限公司出版部调换。
版权所有　侵权必究